这就是科学 ↘

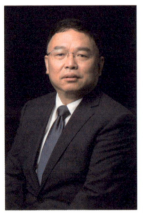

韦亚一博士，国家特聘专家，中国科学院微电子研究所研究员，中国科学院大学微电子学院教授，博士生导师。1998年毕业于德国 Stuttgart 大学 / 马普固体研究所，师从诺贝尔物理奖获得者 Klaus von Klitzing，获博士学位。

韦亚一博士长期从事半导体光刻设备、材料、软件和制程研发，取得了多项核心技术，发表了超过 90 篇的专业文献和 3 本专著。韦亚一研究员在中科院微电子所创立了计算光刻研发中心，从事 20nm 以下技术节点的计算光刻技术研究，其研究成果被广泛应用于国内 FinFET 和 3D NAND 的量产工艺中。

《这就是科学》：

科学的发展和知识的积累是现代社会进步的标志；严谨科学的思维也是衡量一个人成熟与否的重要指标。通过阅读本书中一个一个鲜活生动的故事，孩子们不仅可以学习到科学知识，而且可以培育科学的思维和逻辑推理。

韦亚一
2020.12.14

《这就是科学》：

科学的发展和知识的积累是现代社会进步的标志；严谨科学的思维也是衡量一个人成熟与否的重要指标。通过阅读本书中一个一个鲜活生动的故事，孩子们不仅可以学习到科学知识，而且可以培育科学的思维和逻辑推理。

韦亚一
2020.12.14

· 科学启蒙就这么简单 ·

在漫画中学习科学，在探索中发现新知

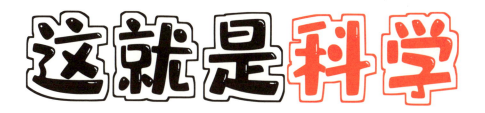

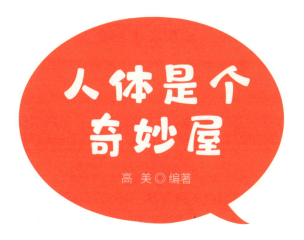

人体是个
奇妙屋

高 美◎编著

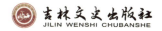

吉林文史出版社
JILIN WENSHI CHUBANSHE

图书在版编目（CIP）数据

人体是个奇妙屋 / 张海君编著 . –– 长春 : 吉林文史出版社 , 2021.11

（这就是科学 / 刘光远主编）

ISBN 978-7-5472-8304-2

Ⅰ . ①人… Ⅱ . ①张… Ⅲ . ①人体－儿童读物 Ⅳ . ① R32–49

中国版本图书馆 CIP 数据核字 (2021) 第 224940 号

人体是个奇妙屋

RENTI SHI GE QIMIAO WU

编　　著	：	张海君
责任编辑	：	吴　枫
封面设计	：	天下书装
出版发行	：	吉林文史出版社有限责任公司
电　　话	：	0431-81629369
地　　址	：	长春市福祉大路出版集团 A 座
邮　　编	：	130117
网　　址	：	www.jlws.com.cn
印　　刷	：	三河市祥达印刷包装有限公司
开　　本	：	165mm × 230mm　1/16
印　　张	：	8
字　　数	：	80 千字
版　　次	：	2021 年 11 月第 1 版　2021 年 11 月第 1 次印刷
书　　号	：	ISBN 978-7-5472-8304-2
定　　价	：	29.80 元

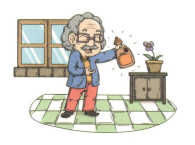

前 言 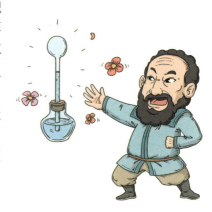Contents

　　人类是充满智慧和能力的生物，但你真的了解人类，特别是人类的身体吗？之所以这样问，是因为我们人类自身蕴藏着无穷的奥秘，特别是我们的身体，它简直就像是一座奇妙屋，里边充满了各种各样的知识。

　　试想，我们人类是从何而来的呢？我们的祖先是谁？我们又是如何一步步发展进化到今天的状态呢？在整个生物界中，我们人类比起其他生物，究竟有哪些独特的地方呢？我们又是如何成功从万千生物中脱颖而出的呢？

　　试想，我们的身体到底有何不同呢？人体的组织构造是怎样的呢？人和其他生物的身体构造有何不同呢？人体又由哪些器官和系统组成呢？这些器官和系统又是如何运作的呢？它们各自的功能是什么呢？

　　试想，我们的身体有哪些独特的部分呢？大脑又是如何运作的呢？大脑真的能对我们的身体起到指挥领导的作用吗？还有人体内流动的血液、繁衍的细胞，它们各自有着怎样的职责，又是如何运转的呢？

　　试想，我们的身体面临着怎样的危险呢？如果身体生病了，我们会有哪些不舒服的症状呢？

所谓的细菌、病毒，会对我们的身体造成怎样的危害呢？如果身体被细菌、病毒攻击了，我们的身体又会如何进行防护呢？平日里，我们又该做些什么来保持身体的健康呢？

试想……

关于身体，有无数的话题可以讲，也有无穷的知识需要了解和探索，能够对它进行探索，就如同是在奇妙探险一般，这就是身体的独特之处。

请对我们的身体抱有好奇心，去看一看它到底隐藏了哪些奇妙的知识，又有哪些我们不曾知晓的奥秘吧！相信读完这本书，你一定会更加喜欢自己的身体，也会为自己拥有一个健康的身体而感到欣慰和自豪呢！

本书编委会

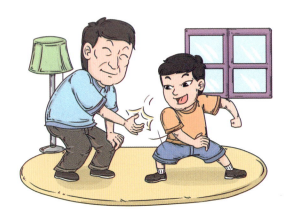

目 录 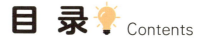 Contents

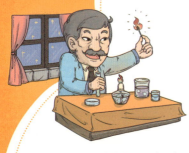

001　听！这声音真美妙

009　分不清的红绿灯

017　模糊的世界

025　啊！好疼！

033　皮肤和"皮肤"

041　人体"吸收"机

049　人体废液

057　我要长大个！

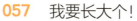

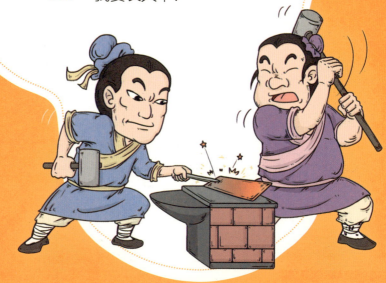

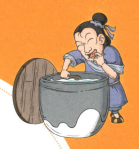

065 我要做肌肉猛男

073 练瑜伽的"桃"

081 流动的血液

089 可怜的牙齿

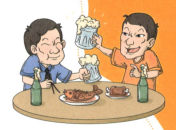

097 扑通！扑通！

105 聪明的脑袋不长毛？

113 可恨的痘痘

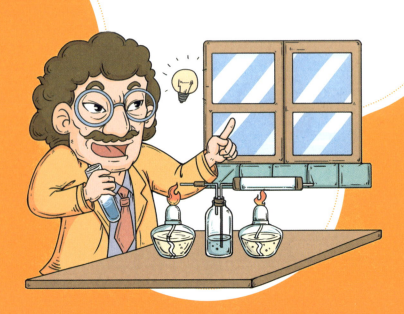

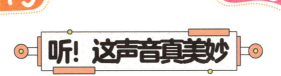
听! 这声音真美妙

　　物体振动会产生声波，声波通过空气传入人耳内，人类因此可以听见声音。

　　声波在耳内的传播过程：声波——外耳——鼓膜——听小骨——耳蜗——听神经——大脑皮层听觉中枢。

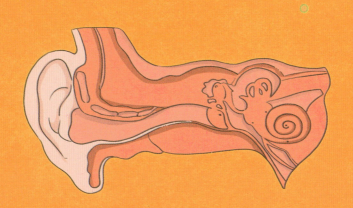

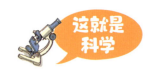

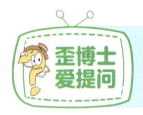

声音是怎么产生的？ >>>
人为什么能够听到声音？

一个天气晴朗的周六，上完音乐补习班的方块来智慧屋找歪博士玩，刚一进门，就发现红桃正在和歪博士下象棋。

红桃热情地和方块打招呼："小方你下课啦？"

听到"小方"这个称呼，方块不由得撇嘴，回击道："你才是小方呢！我看你的脸长得就像个方块！"

红桃眯起眼睛笑了起来，一旁的歪博士也跟着笑了起来。

"哈——哈——哈——"一阵笑声传入了方块的耳朵，不用猜也知道，一定是智慧 1 号也在学着人类的样子大笑。

方块顿时觉得气不打一处来，他嘟着嘴，没好气地说："既然你们

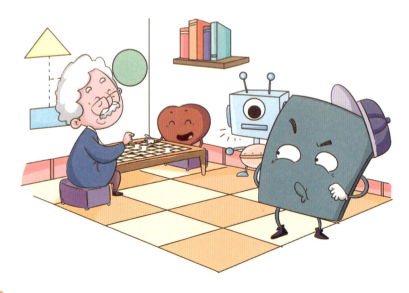

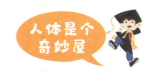

合伙来'嘲笑'我，就别怪我不客气了！"

方块从背包里掏出唢呐（唢呐是中国民间流传的一种乐器，也是管乐器的一种。），开始吹了起来。

红桃被这声音吵得无法专心下棋，于是大吼道："方块你能不能不要吹了，我都没法专心下棋了……方……"

方块停了下来，也同样大吼道："哼，我吹的这首曲子可是大名鼎鼎的《卡农》，你以前听过唢呐版的《卡农》吗？一定没有吧？"说完，方块继续吹了起来。

红桃忍不住捂住耳朵，叹息道："哎，我为什么能听见声音啊？我要是听不见，就不用忍受方块了。"

红桃突然愣住了，对啊，人为什么可以听见声音呢？

歪博士见红桃眉头紧蹙，于是问道："怎么了红桃，在想什么？"

"歪博士，我们为什么能听到声音呢？"

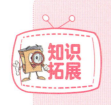

声音是由于物体振动而产生的，它被称为声波，并通过介质以波的形式向四周传播。物体每秒振动的次数被称为频率，物体振动越快，音调越高，反之，振动越慢，音调越低。

不知什么时候，唢呐的声音消失了，方块的声音却突然在红桃耳边响起："废话，当然是因为我们有耳朵啊！"

红桃对着方块翻了个白眼，继续提出他的疑问："歪博士，声音在耳朵里是怎么活动的呢？是因为耳朵里的某个部分可以听见声音还是因为每个部分都参与了声音的传递？"听了红桃的发问，方块也不禁思考起来。

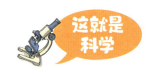

歪博士笑着回应道："首先啊，我们人类的耳朵分为外耳、中耳、内耳这三部分。其中外耳主要由耳廓、外耳道组成，它的作用是收集声音，声波增压并将声音传至中耳。中耳中有三块骨头，也叫听骨链，它由锤骨、砧骨、镫骨组成，它的作用是保护中耳及将外耳收集的声波震动传至内耳。内耳的组成部分是耳蜗、前庭、半规管，内耳可以将中耳传来的震动转换成生物能。"

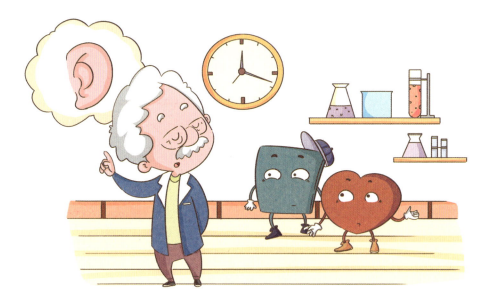

方块接着说："所以我们通过外耳、中耳、内耳就可以听到声音对吗？这就产生了听觉，对吗？"

歪博士笑着摇了摇头说："不完全对。听觉的产生过程是这样的，物体振动产生声波后，最先由外耳接收、中耳进行传导至内耳，内耳感受到声波刺激后，会产生神经冲动，最后，神经冲动沿听神经传入大脑皮层听觉中枢，最终形成了听觉。"

红桃和方块若有所思地点点头。

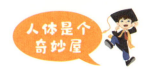

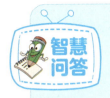

既然人能听见声音，为什么有些动物发出的声音人类却听不到？

人类的听觉范围在 20—20000 赫兹，是有限度的，而狗、蝙蝠、海豚等动物的听觉范围要比人类大得多，所以它们能听到人类听不见的声音。

"小红你听明白了吗？没听明白我给你解释一遍。"方块坏笑着说。

红桃当然知道方块是闹着玩的，他也没生气，于是打趣道："小方，你不觉得你吹唢呐就是在制造噪音吗？"

方块听到这话，脸涨得通红，他觉得自己受到了"侮辱"，为了证明自己吹唢呐的实力，也为了证明这不是噪音，他又一次默默拿起唢呐吹了起来，这一次他吹的是一首老歌——《向天再借五百年》。

红桃再一次堵住了耳朵，不禁感慨道："听！这声音多么'美妙'啊！"

声音和介质

声音和介质之间是什么关系呢？不如来做一个实验，亲自感受一下吧！

实验准备：一只玻璃罩、一台抽气机、一个闹铃。

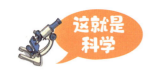
实验目的：通过分析抽气前后所听到的铃声，来观察声音与介质的关系，即声音的传播是否需要介质。

温馨提示：本实验需要用到抽气机，在实验室进行操作。

实验过程：

1. 将闹钟设定好时间，随后放在玻璃罩内，并将玻璃罩与底座拧紧。

2. 闹铃发出声响，听闹铃发声情况。

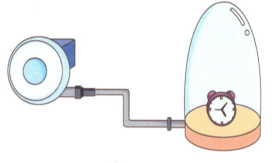

3. 用抽气机将玻璃罩内的空气抽干净，直到听不见闹铃响为止，此时关紧阀门。

4. 打开阀门让空气充满玻璃罩，再次听闹铃声音的变化。

实验原理：

闹铃声音的传播需要空气作为介质，才能将声音传入人耳。

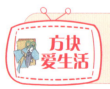
方块爱生活

即将上钩的鱼会被岸上的说话声吓跑，证明了液体可以传声。

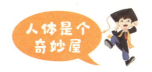

人体是个
奇妙屋

红桃
讲故事

古老的"土电话"

电话作为通信工具已有近百年的历史，它最初是由美国人贝尔发明的。1876 年，贝尔用两根导线将送话器与接话器相连，实现了通话。这是两只长得一模一样的电话器，并且电话器的电磁铁上只安装了一片振动膜，没想到却实现了人类伟大的进步。但是这种电话有很多弊端，送话器与接话器不能离得太远，不然听不到声音，并且通话的效率非常低。直到 1878 年，电话器的送话器才得到了很大的改善。一直到了 19 世纪 90 年代，电话机已经非常先进，拨号、通话、响铃等技术已经可以在一台电话机上实现。

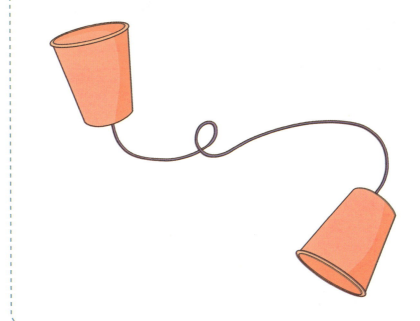

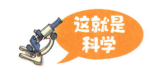

　　可是在很久以前，有一种广泛流传的民间玩具被认为是现代电话的雏形，那就是土电话。土电话的制作非常简单，将两个纸杯的底端戳一个小洞，再用棉线分别穿过小洞，并将线头固定在纸杯底部，这样一个简单的土电话就做好了。两个人各拿一个纸杯，将棉线拉直，一个人对着纸杯说话，另一个人在纸杯另一端听声音。

　　可是这样一个简单的"小东西"就可以当作电话使用吗？你可别小看它！当人对着纸杯说话时，声音引起了杯底的振动，振动通过棉线传递到另一侧的杯底，所以另一个人能听到从对面传来的说话声。

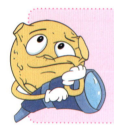

1. 声音是靠介质传播的。
2. 固体、液体和气体都能传声。
3. 声音在固体中的传播速度最快。

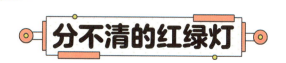

分不清的红绿灯

　　色盲是指无法辨认自然光中的某种颜色或各种颜色的人，他们往往一出生便具有色觉认知障碍。

　　色觉是指波长不同的光波作用在人的视网膜引起脑部产生的主观感觉。

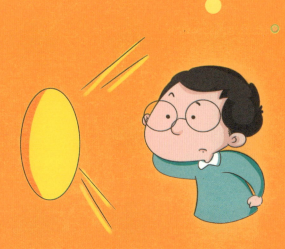

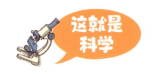

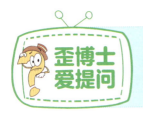

歪博士爱提问

为什么有的人是色盲？
红绿色盲有什么症状？

>>>

"咚！咚！咚！"一阵急促的敲门声突然响起，智慧1号赶忙跑来开门。

"欢迎……"智慧1号的话还没说完，只见方块像风一般冲进了智慧屋。他拿起水壶，倒了杯水，咕咚咕咚大口喝了起来。

"嗝！"方块打了个饱嗝，一回头，这才发现歪博士、红桃、梅花和智慧1号都在注视着他。

"发生什么事了？"歪博士皱着眉头，一脸不解地问道。

方块用袖子擦了擦嘴，又顺便擦了擦额头上豆大的汗珠，咧着嘴说道："刚才我差点'死'了！"

"什么？"红桃瞪大了双眼，不可置信地说道："你在开什么玩笑？

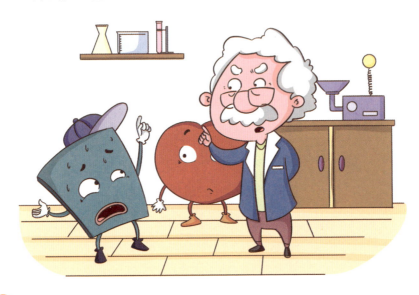

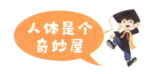

今天可不是愚人节啊！"

还没等方块开口说话，歪博士立刻仔细检查他的身体，除了手掌有一处轻微擦伤外，左胳膊处还有一块淤青，只是轻微擦伤，歪博士悬着的心这才放下。于是问道："方块，到底发生什么事情了？"

"今天音乐班新来了一个学生，他叫王小炸，课间聊天的时候，我才发现他家和智慧屋离得很近，于是，约定下课后一起回来。但是过马路的时候，这个王小炸居然闯红灯！"方块的音调提高了不少，"幸好我反应快，一把将他拉了回来，不然我们俩都得被车撞！"

"我真是太讨厌这种不遵守交通规则的人了！"梅花愤愤地说。

方块皱着眉头继续说："回来的路上我问他为什么闯红灯，是不是因为有急事，可是他却跟我说，那明明是绿灯啊。"

"什么？还有分不清红绿灯的人？"红桃对此感到非常惊讶。

"看他说话的表情不像是在开玩笑，后来，我又试探着问他路边的花是什么颜色，他说是绿色，可是花明明是红色的。所以，我觉得王小炸是个色盲。"方块认真地说，"我以前听爷爷说过，色盲是分不清红色和绿色的。"方块的爷爷是一名医生，有时候会给方块讲一些简单的医学知识。

歪博士也点了点头，表示认同方块的想法。

知识拓展

色觉是指波长不同的光波作用在人的视网膜引起脑部产生的主观感觉，它是人体的一种基本感觉。人的眼睛主要运用视锥细胞来辨别颜色，通常可分辨出红、橙、黄、绿、青、蓝、紫这7种主要颜色。因为视网膜的中心部位聚集着大量视锥细胞，所以，此处分辨颜色的能力最强。

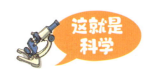

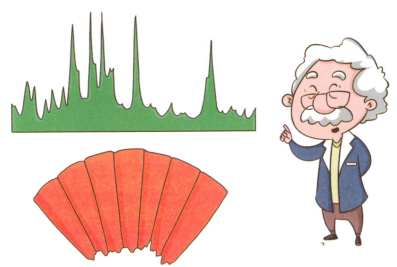

"歪博士,色盲是怎么回事呢?为什么有的人是色盲呢?"梅花一连串提出了自己的疑问。

歪博士回道:"绝大多数色盲是一种遗传病。色盲也分很多种,其中最常见的是红绿色盲。红绿色盲的症状是分辨不清红色和绿色。色弱是指人对红色、绿色的感受能力很差,尤其在光线不佳的地方,但在照明条件良好的地方,他们的辨色能力和正常人没有差别。另外,还有完全无法辨别颜色的人被称为全色盲。至于为什么有的人是色盲,这就要从染色体说起……"

"我知道!男性的染色体组合是 XY,女性是 XX!"红桃抢先说道。

"没错,"歪博士继续说:"人类的红绿色盲基因存在于 X 染色体上……"

方块抢着说道:"所以,当父母全都是正常色觉基因的话,他们生出来的孩子就拥有正常色觉。而如果父亲或者母亲有一方是色盲或者是色盲基因的携带者,那么他们的孩子便可能是色盲,我说的对吗

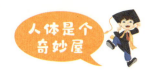

歪博士？"

"哈哈！没有错。想不到你们两个都会抢答了。"歪博士对于方块和红桃的回答非常满意。

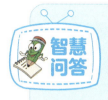
智慧问答

绝大多数色盲是一种遗传病，为什么有的人却是"后天色盲"？

后天性色盲是由于疾病引起的，例如视神经受损、枕叶皮质疾病、黄斑、视网膜病变等。此外，药物中毒也会导致色盲。

"哎，色盲好可怜啊！这不仅对画画有影响，长大了更是没办法开车，不然会造成非常严重的后果。"梅花有些无奈地说道，"真希望我长大之后可以成为一名优秀的眼科医生，能够研发出治疗色盲的方法。"

说到色盲，方块立刻想起了王小炸，"嗯！我也要尽自己的能力去帮助王小炸！"

歪博士看着这几个孩子，不禁发出了感慨，真是可爱又善良的孩子啊！

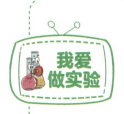
我爱做实验

色弱宠物兔

如果干预小兔子的生长条件，它们会因此变成色弱吗？同学们一定觉得这个实验很有意思吧？

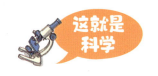

实验准备：两只小兔子，一个照明条件良好的兔笼，一个完全黑暗的兔笼，兔粮，水。

实验目的：利用外界照明环境的不同，来分析光对兔子的影响，并判断兔子是否变成"后天色盲"。

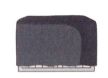

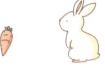

温馨提示：本实验操作周期长，对实验环境有一定要求，并且需要极大的耐心。

实验过程：

1. 将一只兔子放在照明条件良好并且有各种光刺激的笼子里饲养；将另一只兔子放在完全黑暗并且毫无光照的笼子里饲养。

2. 一个月后，对兔子进行视力以及色觉测试。将兔粮放在距离两只兔子一米远的地方，对两只兔子进行测试；再将颜色鲜艳的食物放在兔子面前进行测试。

3. 两个月后，再次重复以上步骤。

实验原理：

外界照明环境对视觉具有一定影响。

方块爱生活

狗、羊、猫、马无法分辨颜色，它们看到的事物只有黑、白、灰三种颜色，大多数的哺乳动物都是色盲。

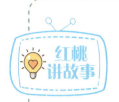

红桃讲故事

"斗牛"之谜

牛是一种哺乳动物，种类也非常繁多，例如牦牛、水牛、野牛。牛具有强壮的外形，以及强壮的四肢。但是它们的犬齿、门齿已经完全退化，只有下门牙还存在着。而它们的胃却在进化过程中形成了四个部分，也就是瘤胃、蜂巢胃、瓣胃、腺胃，并且有"反刍"的习性。说起牛，就不得不提一种脾气非常暴躁的牛，那就是"斗牛"的牛，让我们一起来看看"斗牛"

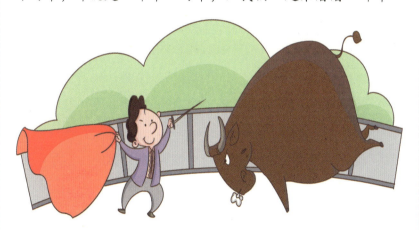

之谜吧！

很久以前，人们认为牛非常厌恶红色，只要它们一看见红色的东西便会发怒。后来，有一位动物学家对牛产生了兴趣，尤其是对牛讨厌红色这个观点感到好奇。于是，他请斗牛士分别手持不同颜色的布站在牛面前并抖动，结果却是，牛向抖动的、红色的布冲了过去。通过这个实验证明了，牛并不是讨厌红色。

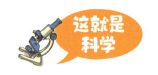

事实上，牛是色盲，它的眼睛无法分辨颜色。可既然牛是色盲，为什么斗牛士晃动手里的红布，牛就会像发疯一样冲过去？这是因为用于决斗的牛被长时间关在狭小的牛栏里，脾气变得异常暴躁，再加上红布不断在眼前晃动，自然引发了牛的怒气。于是，一场精彩的斗牛表演就这样呈现在观众的眼里。

所以，斗牛士手里拿的只是一块普通的红布，并没有什么特别的地方，它仅仅是一个道具罢了。

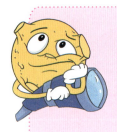

1. 大多数夜间活动的动物，例如老鼠、蝙蝠，它们主要运用视杆细胞来感受光。而白天活动的动物，例如鸡、松鼠，它们主要运用视锥细胞来感受光。

2. 大多数脊椎动物，其中也包括人，既拥有视锥细胞，也拥有视杆细胞。

3. 大部分鸟类以及水生动物都拥有辨色能力。

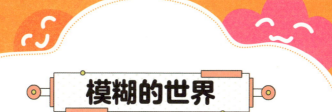

模糊的世界

　　视觉的形成过程：物体反射的光线——角膜、房水——晶状体、玻璃体——视网膜（感觉细胞）——视神经——大脑皮层视觉中枢。

　　近视眼的成因：晶状体曲度过大或眼球的前后径过长。

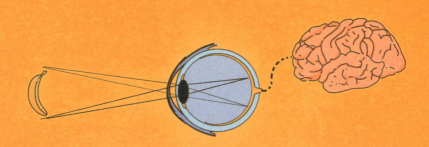

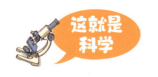

近视是如何形成的？ >>>
你知道哪些保护眼睛的小窍门？

上周五，方块和红桃一起打篮球的时候，他的眼镜被飞来的篮球撞坏了。因为修理眼镜需要一周时间，所以，这周的方块一直处于"模糊"状态，无论是人还是物体，他全都看不清楚，只能看得出大概轮廓。

"哎！"方块趴在桌子上叹着气。

歪博士看着方块这幅无精打采的样子，于是问道："怎么了方块？小小年纪叹什么气呀？"

方块皱着眉头，嘟囔道："远望一片模模糊糊，近处看得也不真切，横批：没有眼镜，我太难了！"

方块念了一副对联，这举动着实让歪博士捉摸不透。

红桃瞥了一眼方块，笑眯眯地对歪博士说："歪博士您别理方块。他呀，打篮球的时候眼镜被撞坏了，而且他还是个高度近视，所以现在

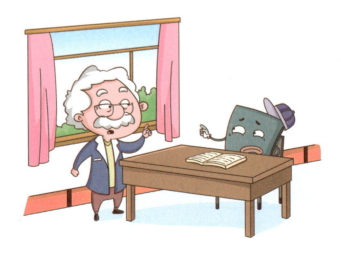

018

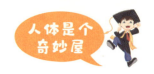

看什么都是模模糊糊的。"

"原来是因为这样啊。"歪博士笑道，"眼睛是心灵的窗户，你可要好好保护眼睛啊！"

"我看他这个高度近视，以后可以做盲人音乐家。"红桃大笑着说。

方块知道红桃爱开玩笑，索性也跟着闹了起来，"我是盲人音乐家的话，你就是盲人按摩师！"

"臭方块，你再说一次！"红桃气呼呼地说道。方块虽然看不清红桃的表情，但是听他的语气，也能猜测出他是一副非常生气的模样。

"来呀来呀，来打我呀！"方块挑衅地说着。

红桃撇了撇嘴说："哼！我才不跟傻子一般见识呢。"

"嘿！你说谁傻子呢……"

歪博士看着斗嘴的两个人，笑了起来，"好了，你们两个小家伙不要吵了！"

"哎！"停止了吵闹的方块又发出了一声叹息，又再次趴在桌子上，"人的眼睛还真是神奇，居然会近视。"

"那当然了，人的眼睛可是非常精妙的。"红桃补充道。

知识拓展

人类的眼睛像一个球，而眼球是一种视觉器官，具有特别精细的结构。眼球是由眼球壁、神经、内容物、血管等组成的。其中，角膜、脉络膜、虹膜、视网膜、巩膜组成了眼球壁，使眼睛具有完整性。而眼球是由晶状体、房水、玻璃体组成的。

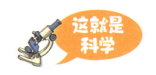

这就是科学

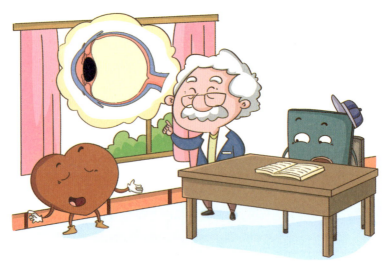

"那你知道我们为什么可以看见东西吗？"方块问道。

"咳咳，"红桃清了清嗓子，得意地说："我当然知道！物体反射的光线进入人眼，最先经过角膜和房水，然后经由瞳孔进入眼球，随后晶状体和玻璃体发生折射作用，便在视网膜上呈现了清晰的像，又因为视网膜上有感觉细胞，当它们受到刺激后，产生了神经冲动，再经视神经传到大脑皮层的视觉中枢，我们因此看到了东西。我说的对吗歪博士？"

"呵呵！非常正确！"歪博士补充道："这就是视觉形成的过程。"

"所以近视眼是因为物像没有落在视网膜上吗？"方块试探着问歪博士。

"不完全准确，"歪博士接着解释道，"眼球中的晶状体通过睫状体进行调节，观察近处的事物时，睫状体处于收缩状态，晶状体的曲度因此变大，聚光的能力也随之增强。可是，当睫状体长期收缩，会发生痉挛现象，又因为晶状体一直处于曲度过大的状态，物体呈现的像会落在视网膜前方，所以近视眼看不清远处的物体。"

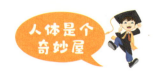
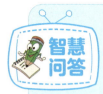
智慧问答

近视镜的原理是什么呢？

近视镜的本质是凹透镜，因为近视眼的人聚光能力较强，所以需要通过眼镜先将光线发散出去，再由晶状体聚集光线，因此戴上近视镜的人可以看清远处的物体。

"原来近视眼是这样形成的啊！"方块感慨道。

"眼睛是人类非常重要的器官，每个人都应该好好保护它。随着现在电子科技的高速发展，青少年患有近视的几率也越来越高，为了保护眼睛，我们应该尽可能减少电子产品的使用，不要过度用眼。另外，营养也要均衡，尤其要多吃富含维生素 A、维生素 E，维生素 C 的食物。最后，一定要保证充足的睡眠。"歪博士叮嘱道。

方块和红桃两个人认同地点了点头，并异口同声说道："我们记住了。"

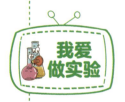
我爱做实验

凹透镜与凸透镜

了解了眼睛以及视觉的形成过程，下面让我们一起来做一个与凹凸透镜有关的实验吧！

实验准备：一块凹透镜、一块凸透镜、一本书、阳光

实验目的：认识凹凸透镜以及通过实验让学生了解凹凸透镜对光线的作用。

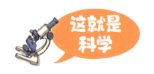

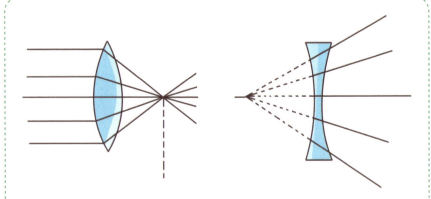

温馨提示：本实验需要用到太阳光，做实验时需要选择晴天。

实验过程：

1. 先观察凹凸透镜的外观形状，并了解它们的区别。

2. 透过凹凸透镜来观察书上的文字以及周围的同学、景物，并记录两块透镜看到的像是什么样的。

3. 让阳光穿过凹凸透镜，观察两个透镜对光线分别起到什么作用。

实验原理：

凹透镜可以发散光线，凸透镜可以汇聚光线。

凸透镜还可以制作成照相机、望远镜、显微镜。

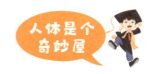

望远镜的发明

望远镜作为一种光仪器，又被人叫作千里镜。望远镜是用反射镜或者透镜再加上其他精密的光学元件组成的，它的原理是利用透镜对光线的折射作用，将光线汇聚在小孔处并汇聚成物象，最终经过一个能放大物体的目镜而将远处的物体放大。

说到望远镜的发明，还有一个有趣的故事。

在17世纪，有一个名叫利伯希的人，他是一家眼镜店的主人。利伯希最擅长制作眼镜。有一天，他为了检查一块

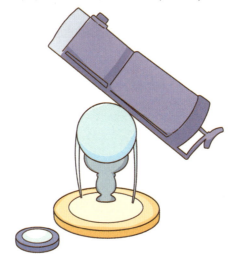

透镜的质量是否过关，就将这块凸透镜和一块凹透镜排成一排，透过这两块镜子他观察到，远处的教堂变大了很多，就这样，利伯希无意中发明了望远镜。之后他经过精细的研究，制作出了双筒望远镜。

在得知望远镜的消息后，意大利的科学家伽利略也制作

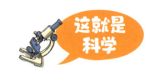
了一个望远镜，这架望远镜能把物体放大 3 倍。不满足于现状的他又制作了第二架望远镜，这架望远镜可以将物体放大 8 倍。紧接着，他研制出的第三架望远镜可以将物体放大 20 倍。一年后，伽利略又研制出了能将物体放大 30 倍的望眼镜。伽利略用他研制出的望远镜观察夜空，他发现了木星、卫星以及太阳的黑子运动。

与伽利略同一时期，德国有一位天文学家叫开普勒，他也致力于研究望远镜，与伽利略不同的是，他的望远镜是由两块凸透镜组成的，视野更加开阔。

望远镜的发展历史已有 400 年之久，制造望远镜的技术也越来越成熟，所能观测到的距离也越来越远。

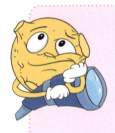

1. 凹透镜可以制作成近视镜，凸透镜可以制作成老花镜。

2. 光线从空气进入透镜，这一过程发生了折射现象。

3. 光线由透镜照射到桌面，也同样是折射的作用。

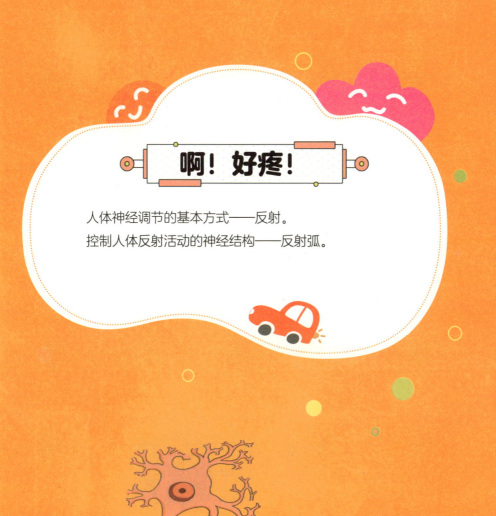

啊！好疼！

人体神经调节的基本方式——反射。

控制人体反射活动的神经结构——反射弧。

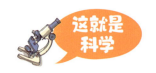
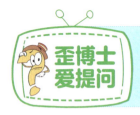

什么是反射？ >>>

人类有条件反射，那么动物有没有条件反射呢？

这个月 28 号是歪博士的生日，方块和红桃早就约定好为歪博士庆生，他们打算亲手做一个蛋糕送给歪博士。所以，今天一大早，两个小家伙就提着大包小包的东西来到了智慧屋。

"欢迎光临！"智慧 1 号站在门口迎接方块和红桃。

"嘘！"方块一下捂住了智慧 1 号的嘴，并小声对他说："歪博士在吗？"

还没等智慧 1 号回答，歪博士已经出现在了两人面前。

"你们……"歪博士看着满地的锅碗瓢盆，脸上写满了疑问和惊恐，"你们两个打算离家出走吗？"

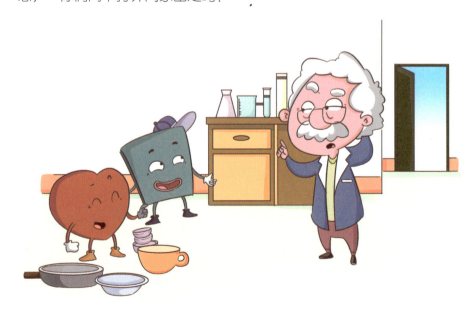

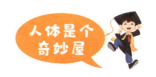

"不是的歪博士。"红桃赶忙摆手解释道，"今天是您的生日，我们两个想给您做一个生日蛋糕，给您一个惊喜……"

方块是一个特别爱睡懒觉的孩子，但是为了给歪博士生日惊喜，今天他很早就起床了。可是，没想到歪博士今天起得特别早。生日惊喜变成了"离家出走"，这哪里还算得上惊喜，惊吓还差不多，红桃暗暗想着。

"啊，我都忘了今天是我的生日，你们两个小家伙居然记得我的生日，我真是非常感动。"

"那……"方块指了指地上的东西，笑嘻嘻地说，"我们两个可以做蛋糕了吗？"

歪博士点了点头，并作出了请的手势，"当然可以，不过……"歪博士发出了质疑，"你们两个真的会做蛋糕吗？"

方块一脸得意地说："歪博士，你可不要小瞧我们！我们可是很厉害的！"

歪博士笑了笑说："请开始你们的'表演'吧，不过千万不要炸掉我的实验室哦。"

方块和红桃异口同声地回道："放心吧歪博士！"

别看方块和红桃年纪不大，但是动手能力还是很强的，他们对照着平板电脑上的制作步骤，一会儿的功夫就将面糊做好了。

"叮！"烤箱发出了提示音，方块急忙打开烤箱，想看看成果如何。

"啊！好烫！"方块碰到了蛋糕盆，急忙将手缩了回来。

"方块你怎么能犯这么低级的错误？拿蛋糕是需要戴手套的！"红桃对着方块翻了个白眼。

"红桃，你知道我刚才这个动作叫什么吗？"因为犯了低级错误而被红桃鄙视，方块有些下不来台，于是主动跟红桃搭话。

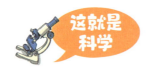

"缩手反射，对吗？"红桃一边拿蛋糕，一边说。

"那你知道什么是反射吗？"

"我当然知道了！因为，人体内有神经系统，当人受到外界或内部的刺激时，就会产生有规律的反应，这叫作反射。"

"红桃你可真厉害，什么都知道！"方块的脸上露出崇拜的表情。

"你的手触摸到烫的东西，手感受到了外界刺激，此时在神经系统的作用下，你把手缩回去了，这就是一个有规律的反应。"红桃进一步解释道。

"缩手反射这个行为是通过什么起作用的呢？"

"它是在人体神经系统的调节下发生的。"

"神经系统？"方块皱着眉头思考着。

看方块的反应，红桃就知道他对于什么是神经系统并不清楚。于是，继续解释道："神经系统是一种功能调节系统，它包括中枢神经系统、周围神经系统。其中脑、脊髓组成了中枢神经系统，脑神经、脊神经又组成了周围神经系统。"

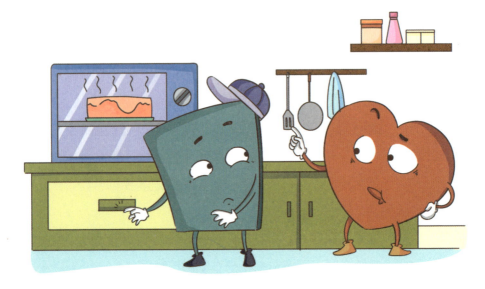

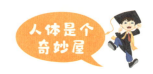

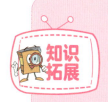

脑可以分为大脑、小脑、脑干三个部分，高级的生命活动是通过大脑来控制的；小脑可以维持人类的身体平衡；脑干可以调节人体的基本生命活动。脊髓主要对神经冲动起传导作用，也可以调节一些低级反射。

因为接触到了新的知识，方块非常感兴趣。于是，继续问："可是反射是怎么完成的呢？"

"简单的说，人体从外界接收刺激，作用于特定的感受器，感受器兴奋并将神经冲动导入传入神经，经过神经中枢的整合、处理，最后经过传出神经作用于效应器。"

"这就是反射弧吧！"方块激动地喊道。

"没错！有些大人经常用'你反射弧真长'来开玩笑，其实也就是说刺激在反射弧内的传播过程长，所以感应器接收信息比较慢。"

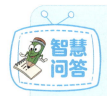

条件反射和非条件反射的区别是什么呢？

非条件反射是天生的，条件反射需要通过后天的训练、学习。非条件反射是由低级神经中枢来控制的，并且不会随着外界环境变化或年龄变化而消失。条件反射是由高级神经中枢控制的，并且这种反射活动有消失的可能。

红桃和方块谈论得太过投入，不知什么时候，歪博士早已经出现在门口，他笑着对两个人说："真想不到，你们两个可以一边做蛋糕，一

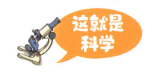

边学习神经系统的知识，真是厉害呢！"

"歪博士！"方块和红桃一起喊道。

红桃将做好的蛋糕送到歪博士面前，笑嘻嘻地说："蛋糕已经做好了，请您尝尝味道怎么样。"

歪博士看着两个小孩用心做出来的蛋糕，内心很是感动。

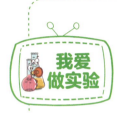
我爱做实验

膝跳反射

为了更加深刻的认识反射，就让我们一起来做个实验吧！

实验准备： 人（不限）、椅子（不限）、一把橡皮锤。

实验目的： 通过反射活动的实验，观察小腿的反应情况以及是否会产生膝跳反射。

温馨提示： 此实验需要用橡皮锤叩击膝盖，切勿用力过猛。

实验过程：

1. 两人一组，让A同学坐在椅子上，并翘起二郎腿，腿部保持自然放松的状态。B同学拿起橡皮锤以正常速度叩击膝盖下韧带的位置，并观察小腿反应以及是否产生膝跳反射。

2. 让A用大脑控制小腿，令小腿肌肉保持紧张状态，再次用橡皮锤叩击膝盖位置，观察小腿反应以及是否产生膝跳反射。

实验原理：

膝跳反射是最简单的反射，控制膝跳反射的是低级神经中枢。

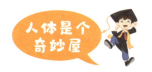

**方块
爱生活**

老马识途、惊弓之鸟、杯弓蛇影这些都可以称为反射。

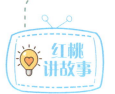

**红桃
讲故事**

望梅止渴

一天，曹操带领一批士兵去讨伐张绣。

那天天气非常炎热，天空中连一丝云也没有。整个部队在蜿蜒曲折的山路中前行，路的两边全是茂密的树林，就连石头都是滚烫的，这种情形简直让人透不过气。到了中午，士兵们的衣服全部都湿透了，在这种又热又累的状态下，行军的速度异常缓慢，甚至接连晕倒了好几个

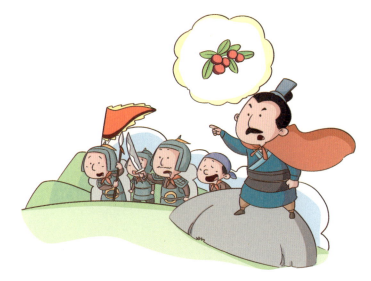

士兵。曹操眼看行军的速度如乌龟行走，心里特别着急，他怕因此耽误了战机。尽管他心里着急，但眼下天气炎热，士

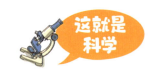

兵、马匹都喝不上水，又能怎么办呢？这时，他把走在队伍前方的向导叫来，小声询问："这附近有水吗？"向导望了望四周，无奈地摇了摇头，说："在山谷的西面有一处泉水，可是这里没有直达的路，只能绕路过去。"曹操想了想，随即摇了摇头，"这个办法行不通，绕路耗费时间"。他挥手让向导回到原位，自己则站在一块石头上，向前方眺望，思索了一会儿，大喊道："战士们，前方有一大片梅林，那里的梅子酸酸甜甜的，非常好吃，只要绕过这个山谷，我们就有吃不完的梅子！"士兵们听后，口中不由得流出了口水，全都燃起了希望，步伐也因此变得有力许多，终于到达了有水的地方。

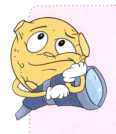

1. 腿部保持自然的状态下，叩击膝盖下的韧带处，会发生膝跳反射。

2. 当大脑有意识地控制小腿，并令小腿肌肉紧张，会抑制膝跳反射。

3. 膝跳反射是生来便具有的。

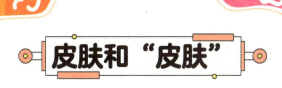

皮肤和"皮肤"

皮肤是人体第一道防卫屏障，它有很多功能。
它包在肌肉外面。

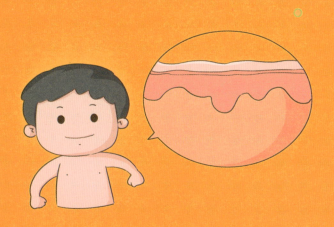

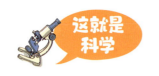
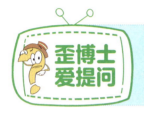
歪博士爱提问

皮肤的组成部分有哪些？ >>>
夏天人为什么会出汗？

暑假还剩下一个多月的时间，红桃和方块早就将暑假作业做完了，新课也都预习的差不多了，闲得无聊的方块迷上了一款竞技游戏，没事的时候就窝在智慧屋和红桃一起打游戏。

"我走中路！你去下路。"方块指示着红桃的行动。

手机里传来"game over！"的声音，不用想也知道，方块所在的队伍又输了。方块将手机仍在一旁，倚靠在沙发上，不停地叹气。

红桃知道是因为自己的失误导致队伍失败，心里不免有些内疚。又看见方块因为输了游戏而无精打采的样子，决定"讨好"方块。红桃坐到方块旁边，笑嘻嘻地说："方块你看，我给你的游戏人物买了一个皮肤，你看看，好不好看？"

听到皮肤这两个字，方块一下来了兴致。方块非常喜欢收集游戏人物的皮肤，但鉴于在这上面花了不少钱，方块妈已经禁止他再乱花钱了。

"这个皮肤真好，而且很适合我的游戏角色……"方块激动地说，"我跟你说……我之前买到的皮肤……卖掉的那个皮肤……"

歪博士见方块和红桃谈论得热烈，也想加入他们，可是，由于只听到买卖皮肤的字眼，就插话道：

"买卖皮肤？这是违法的事吧！"歪博士一脸严肃地看着两人。

红桃和方块一头雾水，你看看我，我看看你，又抬头看了看歪博

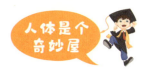

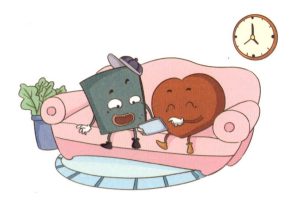

士，两个人突然笑了起来。

"噗！哈哈哈！"红桃笑着解释说："歪博士你误会了，我们是在讨论游戏人物的皮肤，也就是它们的衣服，并不是我们人类的皮肤。"红桃戳了戳自己的胳膊。

歪博士这才明白是怎么回事，"原来你们是在讨论游戏啊，我真是过时了，连人物皮肤都不知道是什么。"

"没事的歪博士，我们不'嫌弃'您。"方块咧着嘴开玩笑。

歪博士敲了下方块的头，笑着说："不过说到皮肤，我可要考考你们了。"

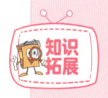

皮肤是人体的保护伞，它能保护我们的身体免受细菌的侵袭。除了这些功能，皮肤还能向大脑传递冷、热、疼痛等信息。皮脂和汗液是皮肤的分泌物，这些分泌物混合在一起附着于皮肤上，形成了天然的"保护膜"，它使我们的皮肤保持湿润。在外界环境过于干燥时，这层"保护膜"还可以减少水分蒸发。

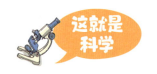

　　"我知道！我知道！"方块抢着说："表皮、真皮、皮下组织是皮肤的组成部分。表皮分布在皮肤的最外面。"

　　"我们肉眼能看到的皮肤其实叫作表皮。"红桃补充了一句。

　　方块接着说："表皮由角质层和生发层组成。因为角质层非常硬，所以它才可以做皮肤的保护层。生发层里存在黑色素细胞，用于产生黑色素。而真皮呢，它位于表皮下面，里面有许多血管、神经、淋巴管、汗腺、肌肉、毛囊等结构。"方块喝了口水，继续说："我们的皮肤之所以有弹性，是因为真皮里存在胶原纤维、结缔组织细胞和弹性纤维。真皮下面就是皮下组织啦，我们体内的脂肪就在这里储存着，并且有储备能量、保暖等功效。"

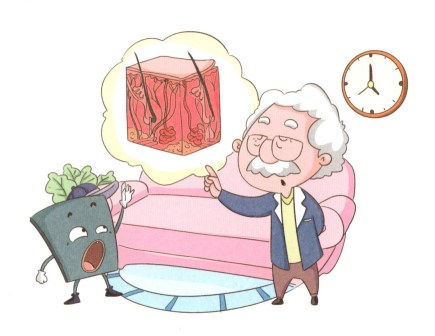

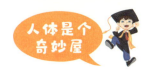

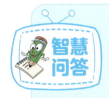
智慧问答

为什么皮肤有不同颜色之分？

皮肤里存在着黑色素，人类肤色的不同主要由黑色素的多少起作用。黑色素呈颗粒状，外表是褐色的，并且不含铁质，所以，人体内含有的黑色素越多，皮肤也就越黑。而黑色素产生的多少与生活地区有关。具体说来，接受光照时间越长，体内的黑色素越多。所以，生活在赤道附近的人，普遍比生活在其他地区的人肤色黑。

歪博士满意地点了点头道："行啊你们，都学会抢答了。那么，你们知道皮肤可以吸收氧气吗？"

红桃瞪圆了双眼，惊讶地问道："皮肤还可以吸收氧气？我还是第一次听说。"

方块想了想，说："我知道，我记得爷爷给我讲过，皮肤可以吸收少量氧气，并且在阳光的促进下，可以合成维生素D，而维生素D是促进骨骼发育的重要元素。"

歪博士拍了拍方块的肩膀，满意地说："回答得非常准确。"

我爱做实验

酸碱测试

为了了解皮肤与酸碱度的关系，让我们一起来做个实验吧！

实验准备： PH试纸、护肤品（日用品）、化妆棉。

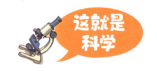
这就是科学

实验目的： 根据实验测试护肤品的酸碱性，以此来判断自己所用的护肤品是否适合使用。

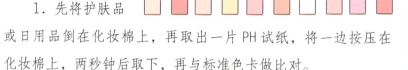

温馨提示： 护肤品需要自备。

实验过程：

1. 先将护肤品或日用品倒在化妆棉上，再取出一片PH试纸，将一边按压在化妆棉上，两秒钟后取下，再与标准色卡做比对。

2. 如果颜色在1-6之间，则护肤品呈酸性，7-14则为碱性。

实验原理：

健康皮肤的PH值在5.0-5.6之间，呈弱酸性。

方块爱生活

人脸皮肤分为干性皮肤、油性皮肤、混合性皮肤、中性皮肤，无论是哪种皮肤属性，都需要做好面部保湿，不可以过度清洁皮肤。

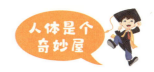

红桃讲故事

"历史悠久"的护肤品

护肤是作为人类需要坚持一生的"伟大任务"。人在成长的过程中，皮肤也会有所变化，每一阶段的皮肤都有它自身的特征，所以护肤也要随着年龄的变化而有所不同。说到护肤品，就不得不提起矿物

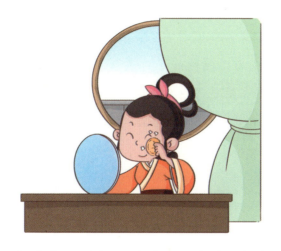

油时代，也就是 20 世纪 70 年代。那个时候护肤品的发展迅猛，作为现代化学工业的产物，利用廉价石油制作的产品大量出现，古老的"天然油"接替"矿物油"向前奔跑，自此，掀起了一场护肤革命。

在我国，古时候的人们也是非常注重皮肤保养的，虽然那时候的科技没有现在发达，更没有具有各种功效的护肤产品。那时候的人都用一种粉来保养皮肤，这种粉又叫米粉、粉英，它主要来源于米，也就是我们日常所吃的大米。米除了可以填饱肚子，还可以用来保养皮肤。北魏末年，有一位

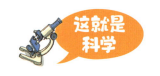

名叫贾思勰的农学家写下了一本综合性农学著作《齐民要术》，这本书里详细记载了米粉的制作方法。

先将大米用清水浸泡，晒干后研磨成精细的粉末，然后将粉末继续泡入水中，将其静置一段时间后，再将最上面的清水倒出，只留下部较为浓稠的部分，再找来一根结实的木棍，按照同一方向将糊状粉末搅动至少三百圈，最后将其放入密封的罐子内储存，隔一段时间再将释出的清水撇去，最终将剩下的米糊倒在棉布上，利用草木灰将水吸干，直到这一步，半成品已经做好了，最后再将半成品放到太阳下晒干，磨成粉末后就可以做护肤品了。

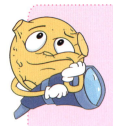

1. 如果护肤品PH值过高，皮肤中分泌出来的油脂会被溶解掉，长期使用的话，会导致面部皮肤出现干燥、痤疮、红血丝、敏感等问题。

2. 日常所使用的护肤品应适宜人脸皮肤的酸碱度，护肤品酸度或碱度过高都会对皮肤造成一定影响。

3. 护肤品的最佳PH值为6。

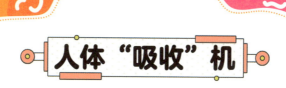

人体"吸收"机

　　消化系统是人体九大系统中的一种，它由消化腺、消化道这两部分组成。

　　食物主要在小肠中进行消化和吸收。

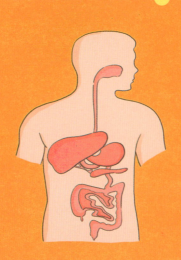

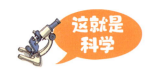

这就是科学

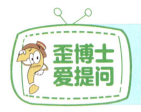

歪博士爱提问

小肠的长度有多长？　　　⟫⟫⟫

食物在大肠停留时间过长，人体会出现什么问题？

　　因为红桃和方块的父母工作繁忙，无暇照顾他们，于是，他们两个便暂时寄宿在歪博士家，也就是智慧屋。智慧屋分为两层，一层是歪博士的实验室，二层是厨房和起居室。最近，歪博士对料理燃起了浓厚的兴趣，每天都为红桃和方块做饭。能吃到香喷喷的饭菜应该是一件很幸福的事情，可是歪博士做出来的食物不仅难吃，而且色泽也很怪异，这可苦了两个孩子了。

　　今天，红桃和方块准时在 7 点起床，洗漱完毕的两人，垂头丧气地来到饭桌前，只见桌上早已摆好了五颜六色的饭菜。

　　"哎，受苦的一天又开始了。"方块对着红桃小声嘀咕道，红桃则是撇了撇嘴。

　　"快来尝尝我新研发出来的包子。"歪博士一边说着，手里还端着一盘黑乎乎的东西来到桌前。

　　"博……歪博士，你说这五颜六色的圆球是包子？"红桃不可置信地问道。

　　"对啊！"歪博士得意地指着蓝色的包子说，"这个叫板蓝根猪肉包，你们一定没吃过吧。"

　　这是方块和红桃在歪博士家住的第 7 天，虽然已经吃了很多天歪博士研发的黑暗料理，对于各种稀奇古怪的食物早已见怪不怪，但当他们听到板蓝根猪肉包这几个字时，还是忍不住哆嗦了一下。

　　"你们两个快吃啊，愣着干吗！"歪博士催促道。

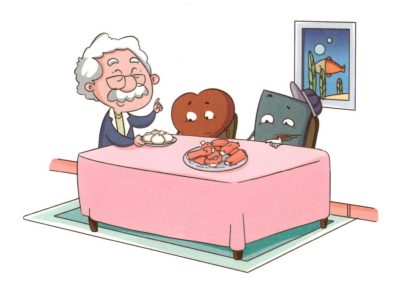

"歪博士，这个是什么啊？"方块指了指那盘黑乎乎的东西说。

"这个啊，这个是秘制排骨。可是用我的独家配方研制的，市面上见不到的。"歪博士努了努嘴，示意两个孩子赶快尝一尝。

"不会又是什么奇奇怪怪的味道吧？"红桃小声对方块说。

"我先尝尝。"方块的手颤抖地伸向黑黑的排骨，咬了一口，"呸！这根本没法吃啊！太硬了，像石头一样。"方块将排骨扔在碗里，发出了清脆的响声。

歪博士也尝了一口，果然，根本咬不动。"你们先吃别的填饱肚子，我去实验室研究一下这些排骨，我一定要找出失败的原因！"

歪博士上楼去了，红桃和方块终于松了口气，两个人一人泡了一碗泡面。

"我以前从来没觉得泡面这么好吃。"方块发出了感慨。

红桃用力地点了点头，表示认同方块的观点。红桃接着问："你说，咱们吃进去的'黑暗料理'去哪里了啊？"

"变成屎被拉出去了呗！"方块说完，唆了一口面条。

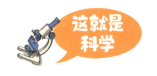

"咦，你真恶心。"红桃也唆了一口面条。

方块想了想，认真补充了一句："我们吃进去的食物被身体的消化系统吸收了。"

"这个我知道，小肠是吸收食物的主要场所。"红桃说。

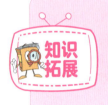

知识拓展

消化系统由两部分组成，一个是消化道，它包括口腔、咽、食管、胃、小肠和大肠。另一个是消化腺，其包括大消化腺和小消化腺。消化系统的主要作用是吸收食物中的营养物质以及排泄废物。食物中具有营养物质，当食物被消化系统吸收后，可以为人的身体提供能量。

"但是，小肠在哪啊？"红桃接着提出疑问。

方块一口气将泡面汤喝完，打了个饱嗝，擦了擦嘴说："我爷爷给我讲过，小肠在我们肚子的中下部，大概 3—5 米长。小肠由三部分组成，它们分别是十二指肠、空肠、回肠。"

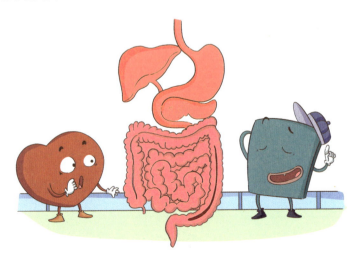

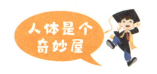

"那你知道小肠是怎么消化、吸收食物的吗？"

方块挠了挠头，想了想说："食物中包含糖类、脂肪、蛋白质等物质，它们被分解成小分子，小肠将分子吸收，经过小肠壁、血管壁，最后进入人体血液当中，食物也就被人体吸收了。"

"小肠和大肠只有一字之差，地位却差了这么多。"红桃感慨道。

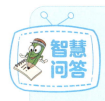

大肠有什么用？

大肠分为盲肠、直肠、结肠三个部分，位于小肠后面，主要吸收食物中的水分，剩余残渣变成了粪便。当粪便形成后，大肠会分泌一种黏液，它可以起到润滑肠道的作用。

方块点了点头，接着说："爷爷跟我说，小肠的内壁上存在许多褶皱，并且高低不平，好似蜿蜒曲折的山路一般。皱襞上面又覆盖着很多绒毛，这些绒毛既纤细又非常柔软。因为小肠很长，所以增加了食物停留在小肠的时间，再加上皱襞、绒毛使食物更加充分的消化、吸收。所以小肠是人体消化、吸收营养物质的主要场所。"

红桃听完方块的讲解，脸上露出了崇拜的表情。

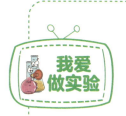

唾液、淀粉和消化酶

学习了消化系统后，同学们一定非常感兴趣吧！让我们一起来做个实验吧！

实验准备：淀粉液、水槽、37 摄氏度的温水、碘酒、两只试管。

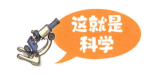

实验目的：通过实验让学生了解唾液是否对淀粉有消化作用。

温馨提示：此实验最好在实验室操作。

实验过程：

1. 在两只试管中加入同等剂量的淀粉液，并在另一只试管中加入少量人的唾液，摇匀。

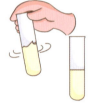 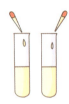

2. 将两只试管一同放入 37 摄氏度的温水中。

3. 静置两分钟，再向两只试管中加入 2 滴碘酒，并观察现象。

实验原理：

唾液可以分解淀粉，所以唾液对淀粉具有消化作用。

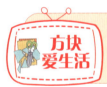

方块爱生活

吃东西时要细嚼慢咽，食物在口腔中被充分咀嚼，促进唾液的分泌，也促进食物的消化和吸收。

红桃讲故事

甜甜的馒头

馒头又被称作馍或者馍馍，是我国汉族的传统食物之一。馒头是利用面粉发酵而制成的食物，外形圆圆的，非常可爱。相传在三国时期，诸葛亮为了讨伐孟获，亲自率领大军南渡泸水。但是大军渡江之前必须用人的头颅来祭祀河神，诸葛亮命人用白面包裹猪、羊等牲畜的肉，将其蒸熟后投入江中。所以，便有了"瞒头"之说，也就是假借人头欺瞒河神的意思。

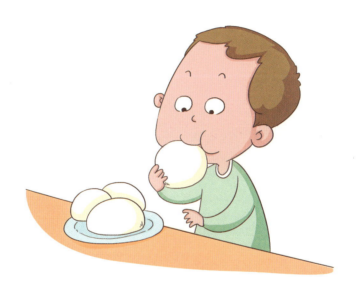

　　喜欢吃馒头的同学也许会发现这样一个现象：吃馒头的时候会越嚼越甜，这是为什么呢？是因为馒头里添加了糖吗？答案是否定的。馒头是用淀粉做成的，面粉里含有大量淀粉。淀粉本身是没有任何味道的，但当我们吃馒头时，口腔会分泌唾液，而唾液中存在唾液淀粉酶，这种酶会将没有味道的糖变成有甜味的糖，也就是麦芽糖。咀嚼馒头的时间越长，唾液淀粉酶也就越多，转化成的麦芽糖也随着增多，所以馒头才会越吃越甜。但是，唾液没办法

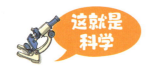

转化所有的淀粉，没有被唾液消化的淀粉先进入胃，然后进入小肠，在胰液、肠液中的淀粉酶的作用下，继续分解成麦芽糖。

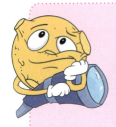

1. 淀粉遇碘酒会变蓝。

2. 小肠内壁上的绒毛能够增加和食物的接触面积。

3. 人体的正常体温在 37 摄氏度左右，如果温度过高或过低，可能会让酶失去作用。

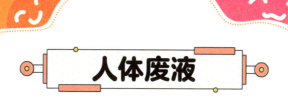

人体废液

肾脏、输尿管、膀胱、尿道组成了人体的泌尿系统，它的主要作用是排泄人体产生的废液。

泌尿系统中起主要作用的器官是肾脏。

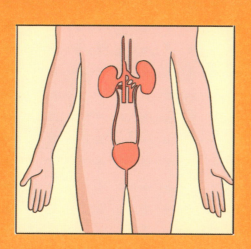

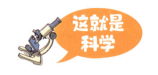

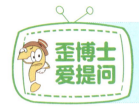

歪博士爱提问

尿液是怎么形成的？ >>>
人体的水分有哪几种排出形式？

"砰、砰、砰！"方块以奇怪的姿势站在厕所门外，大力地敲着门，并大喊道："红桃，你快点出来！我要上厕所，憋不住了！"

红桃没好气地回道："你的屎尿屁怎么这么多！"

从昨天下午开始，方块就一直不停地跑厕所，好像要以厕所为家似的。

"红桃你快点出来！我真的憋不住了！"方块大声哀求道。

"好了好了，我出来了！"红桃嘟囔着。

"都怪你磨磨蹭蹭的，我都快尿裤子了。"方块急急忙忙地跑进厕所。

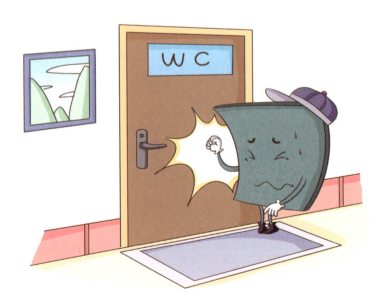

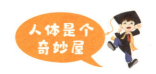
"一天天就你事多！"红桃没有着急走开，而是打算站在厕所门外与方块理论一番。方块好像故意与红桃作对似的，只要红桃一去厕所，方块就会跟在后面嚷嚷，并催促红桃快点从厕所出来。

"我这是新陈代谢好，你懂什么……"隔着门，方块嚷道。

"我看你最适合住在厕所，你就是个屎壳郎。"红桃也不甘示弱地嚷嚷着。

歪博士听见两人的吵闹声，急忙赶来，关心地问："怎么了，出什么事了？"

红桃撇了撇嘴说："方块总是和我抢厕所，他真是个烦人精！"

歪博士还以为是什么大事，原来是因为抢厕所，他不禁笑了起来，说："方块从昨天下午就一直不停喝水，水经过人体的循环以几种形式被排出体外，其中一种便是尿液，水喝得多，当然要一直跑厕所了。"

确实，最近天气非常炎热，红桃也经常感到口渴。有时候和方块打完球，嗓子仿佛冒烟了一般。这时候两人最喜欢喝可乐，一整瓶冰可乐下肚，那种感觉简直太爽了。当然，结果就是两个人一起跑厕所。想到这，红桃皱起了眉头问："歪博士，尿液是怎么形成的呢？"

歪博士回答道："尿液的形成与人体的泌尿系统有关……泌"

"泌尿系统我知道，"红桃抢着说，"泌尿系统是人体的排泄系统，它是由肾脏、输尿管、膀胱、尿道组成的。"

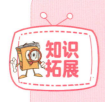
知识拓展

人体利用泌尿系统排泄废液。可是，男性与女性的泌尿系统并不完全一样，男性泌尿系统包括肾脏、输尿管、膀胱、尿道、前列腺；而女性的泌尿系统则包括肾脏、输尿管、膀胱、尿道。

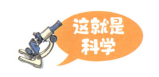

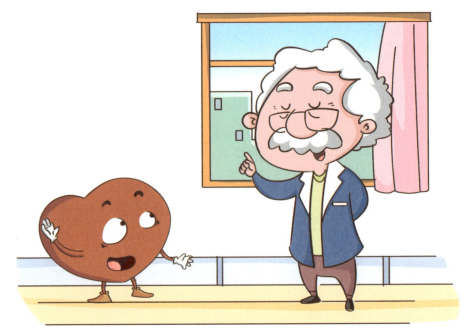

歪博士点了点头，说道："肾脏是产生尿液的器官，它位于腰椎两旁，形状非常像蚕豆。肾脏中有'小型过滤器'，名叫肾单位，它的数量多达几百万个，肾单位又包括肾小体和肾小管。肾单位的作用是过滤掉血液中的废物和废水，并将干净的血液运送回血管，这些被过滤掉的废物和废水就是尿液。"

"所以肾脏将尿液过滤后，由输尿管导入膀胱，装满尿液的膀胱壁就会向外扩张，同时也向大脑传递了指令——我想小便。当我们在排尿时，膀胱壁收缩，尿液便排出了体外对吗，歪博士？"方块将厕所门拉开了一条小缝，对着外面喊道。

"哈哈，非常正确！"歪博士大笑。

"你这个臭方块，居然偷听我和歪博士说话。"红桃故意说道。

方块有些得意地说道："我可是拥有顺风耳的人！你可别小看我！"

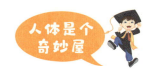

歪博士接着补充一句："尿液中含有的排泄物，有一部分是水溶性物质且不具有挥发性，种类较多，量也相对较大。"

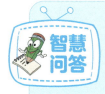
智慧
问答

胎儿在母亲体内时会排尿吗？

人在胎儿时期就已经有了泌尿功能，即使是胎儿也会一直进行人体的新陈代谢，但与出生后的排泄方式不太一样，胎儿时期所产生的废物会经过胎盘进入母亲的血液，再由母亲排出体外。

"歪博士，尿液到底是怎么形成的呢？"红桃问道。

"血液流过肾小球时，血液中含有的尿素、尿酸、无机盐、水、葡萄糖等小分子可以通过肾小球、肾小囊。但是，一些大分子的血细胞、蛋白质是没办法通过的。这些小分子过滤后来到肾小囊中，形成原尿。原尿经过肾小管时，葡萄糖和一部分无机盐等对人体有用的物质被重新吸收到血液里。所以，尿液就是原尿被肾小管重新吸收后，留下的水、尿素、尿酸和部分无机盐等。"

红桃认真地点了点头。

这时，又听见方块隔着门缝喊："可是歪博士，人体除了以尿液的形式排泄，还能以哪些形式排泄废物呢？"

"还可以通过呼吸器官排出二氧化碳和一部分水。另外，还可以从皮肤中排出部分废物。"歪博士耐心解释道。

方块认真地点了点头。

动动脑：人体每天排出的尿液量在1.5升左右，可是，为什么要喝2-2.5升左右的水呢？

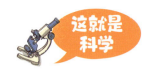
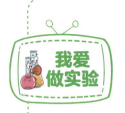
我爱做实验

水球实验

经过这一课的学习，同学们一定对人体泌尿系统有了很多了解吧！接下来让我们一起来做个实验吧！

实验准备：一只气球、一只布袋、适量的水

实验目的：让学生亲自制作水球来模拟膀胱贮存尿液过程。

温馨提示：此实验需要将水装入气球，这个过程需要缓慢且小心，以免气球破掉。

实验过程：

1. 将布袋套在干瘪的气球外面，并固定好。

2. 在气球中缓慢注入水，直到水球开始膨胀。

3. 持续不断向气球中加入水，直到包裹水球的布袋失去弹性（注意不要让气球破掉）。

实验原理：

膀胱的膨胀具有一定范围，如果长期贮存尿液，会导致膀胱壁失去弹性，进而引发各种疾病。

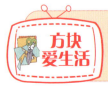
方块爱生活

膀胱炎是因为细菌感染等原因引起的疾病，这种病症的主要表现是尿频、尿痛、尿急等。

红桃
讲故事

第一颗人工肾脏

利用人工肾脏替代失去正常功能的人体肾脏，这一想法是美国一位名叫艾贝尔的医生提出的。1913年，艾贝尔经过大量的、不断的实验，最终发明了最原始的人工肾脏。但是，这颗肾脏有两个致命问题，一是血液离开人体后很快凝结；第二，血液流经人工肾脏时，没有泵来保持流动速度。

1928年，德国一位名叫哈斯的医学家改进了艾贝尔的人工肾脏，他在血液中加入了肝素，血液因此不会凝结。另外，电动泵采用了电池供电，以此为血液加速。哈斯将改进后的人工肾脏应用于尿毒症患者身上，病人活了下来。哈斯成功地改进了人工肾脏。

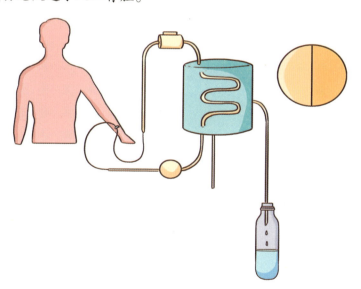

1945年，一位名叫科尔夫的荷兰医学家在人造器官这一

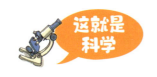
领域登上了另一座高峰。他制成了第一个人工肾脏——利用机器代替人体内的器官。人工肾脏内有一个可以起到过滤功能的水槽，这个水槽是木制的，外面包裹着胶膜。当血液流经水槽时，血液中的有毒物质能被过滤出去。这台机器拥有人体肾脏的功能，可以修复受损的肾脏，病人也因此可以长期进行透析治疗。

　　1960 年，美国一位叫斯克里布纳的医生研制出一种连接器。这种连接器可以置入病人的前臂，人造肾脏经过连接器与血管相连。此后，很多尿毒症病人获得了生的希望。

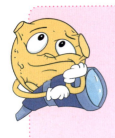

1. 人体经常憋尿，废水、废物无法排出，便会导致肾炎、尿道炎、肾结石等疾病。
2. 膀胱位于人体的盆腔内。
3. 婴儿的膀胱位置较高，在腹部。

我要长大个！

骨骼是一种坚硬的组织，存在于人、动物的体内或体表。骨骼有内骨骼和外骨骼之分。

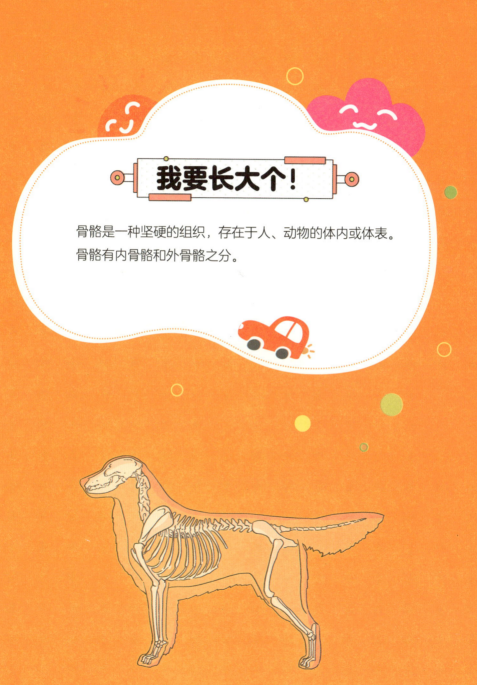

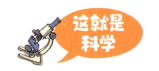
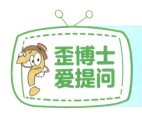
歪博士爱提问

为什么早上的时候人的身高最高？ >>>
成年人为什么不会再长高？

"啊——我的天哪！怎么会这样！"整个智慧屋都充满了方块的嚎叫声。

"怎么了？发生什么事了？"歪博士、智慧1号、红桃一起跑到客厅，以为方块出了什么事。

方块泪眼汪汪地看着他们，难过地说："我变矮了！"

歪博士、智慧1号和红桃一起对着方块翻了个白眼，准备去各忙各的。

"你们别走啊！"方块赶忙抱紧歪博士的大腿，哭诉自己的遭遇，"我刚刚量了身高，我居然矮了1厘米！我太难过了！"

"本来你长得也不高，只差了1厘米，没人会看出来的。"红桃觉得方块的行为非常好笑，于是安慰他。

听见红桃的话，方块哭得更伤心了，抱着歪博士大腿的双臂也更用力了。

歪博士第一次见到方块这么难过，于是，拍着他的后背安慰他："人的身高本来就是会变的，因为现在是晚上，所以你变矮了。"

听见这话，方块擦了擦脸上不知是泪还是鼻涕的液体，抬起头看着歪博士，"所以您的意思是，身高和时间有关系？"

歪博士微笑着摇了摇头，认真解释道："人在早上的身高会比晚上高一些，但是这与时间是没有关系的。出现这种情况的原因是人的生活习惯。我们都知道，脊柱上的各个椎骨的椎间盘是由卡盘状软骨组成

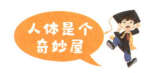

的，这个软骨不仅坚固，还非常有弹性。白天的时候，大人们长时间工作、站立、行走，而学生们坐在教室里上课、在操场运动，都会使椎间盘保持紧张的状态，椎间盘一紧张，就会压缩在一起。等到了晚上，人们躺在床上休息，脊柱骨处于放松状态，也就慢慢恢复以前的样子，脊柱的长度变高了，人的身高也就变高了。"

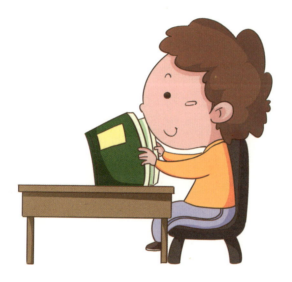

"这么说来，早晨的时候人的身高是最高的时候喽。"红桃说道。
"原来是这样。"方块的心情缓和了许多，慢慢站了起来。

知识
拓展

人类的骨头并不是一样多的。婴儿的骨头有305块，儿童的骨头有217或者218块，成人的骨头有206块。不同人种，骨头的数量也不相同，亚洲人通常有204块，欧美人通常有206块。

"可是人为什么会长高呢？"红桃接着问道。
"当然是因为骨骼生长了呗！"方块回道。

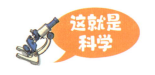

"可能是我的提问不太准确，我是想问骨骼是怎么生长的？"红桃补充说。

"人的骨头有长骨、短骨、不规则骨、扁骨，人类能长高主要是因为长骨……"一段机械又毫无感情的声音传入了红桃和方块的耳朵里，原来是智慧1号在为红桃解答疑惑。

"歪博士？"方块和红桃一起看向歪博士，两个小小的脑瓜里充满了大大的疑惑。

"你们一定是想问为什么智慧1号能回答问题吧？"歪博士走向智慧1号，一边在他的身体上比划一边解释，"我在智慧1号的大脑里编入了一组代码，当你们提出疑问，运行程序会自动在搜索引擎里搜索答案，然后为你们解答。"

"天哪，这也太酷了吧！"方块不禁发出感慨。

"我要再试一次！"红桃兴奋地说："智慧1号，请告诉我人类的骨骼是怎么生长的？"

"人的骨头有长骨、短骨、不规则骨、扁骨，人类能长高主要是因

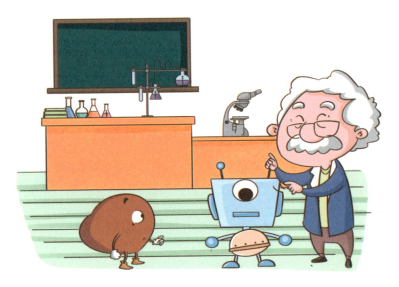

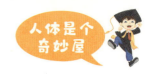

为长骨的生长。长骨两端的骺软骨能不断增长。增长中的骺软骨一部分慢慢变硬，与长骨融为一体，另一部分仍然向两端延伸，长骨就是这样长长的。此外，所有骨骼的表层下都有造骨细胞，它能变成新的组织覆盖在骨骼的外层，骨骼会因此变粗。不过成年人的骺软骨已经骨化，骨头无法再增长，人也就不会再长高了。"

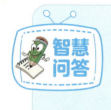

为什么人在睡觉时长得快？

肌肉与骨骼的生长需要生长激素，而一天当中，人体分泌生长激素是有时间差别的。80%的生长激素在睡眠时分泌，所以睡觉时长得最快。

"骨骼除了能让人长高，也就没有什么用处了吧？"方块问道。

歪博士急忙摇了摇头说："你可不要小看骨骼！人体中一共有200多块骨骼，它们组成了支撑我们人体的支架，如果没有骨骼，你想想会是什么结果？"

红桃笑着说："大概会成为无脊椎的人类吧。"

歪博士也笑了，继续说："肌肉附着在骨骼上，为肌肉的活动提供了支架，因为这样，我们才可以做出各种动作。骨骼还能够保护人体器官，"歪博士指了指自己的头，"颅骨可以保护我们的大脑。哦，对了，骨骼还可以生成血细胞并且储存矿物质。"

歪博士话音刚落，方块突然想起什么似的看了看表，钟表的指针已经指向9，方块立刻喊道："我要赶快睡觉了，明天我就可以恢复原本的身高了！晚安朋友们！"

方块一溜烟地跑进自己的房间，关灯睡觉了。

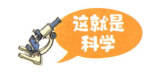

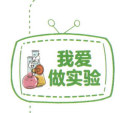

我爱做实验

鱼骨实验

学习了人体骨骼，同学们是不是也对动物骨骼产生了兴趣呢？那就让我们一起来做个实验吧！

实验准备： 一些鱼骨（鱼的种类不限）、适量的醋、一个可以密封的玻璃罐子。

实验目的： 通过实验让学生了解鱼骨，同时了解鱼骨遇到醋是否会软化。

温馨提示： 此实验需要用到鱼的骨头，在收集鱼骨时需小心。

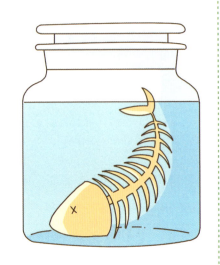

实验过程：

1. 将收集好的鱼骨清洗干净，并在阳光下晒干。

2. 将鱼骨泡入醋中，直到醋可以完全没过鱼骨，并放入密闭的玻璃罐子内储存。

3. 观察鱼骨的变化。

实验原理：

醋里含有醋酸，骨头中含有钙的盐类化合物与醋反应，会让骨头软化，骨头上会有微小气泡产生。

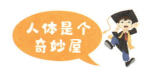

方块
爱生活

人们吃剩的猪骨头可以做成骨粉，以用于汤料使用。

红桃
讲故事

晏子使楚

春秋时期，各国战争不断，其中以齐国和楚国两个国家的势力最为强大。而齐国有一位大夫名叫晏子，原名晏颖。他是一位非常杰出的思想家、政治家和外交家。晏子虽然聪明机智并且能言善辩，但他的身材却非常矮小，也因此受到过侮辱。

齐景公派晏子出使楚国，想让晏子说服楚王与齐景公一同对抗晋国。楚王听到这个消息后，得知晏子是个小矮子，想故意刁难他，于是，让人在大门的旁边为晏子开了一个小

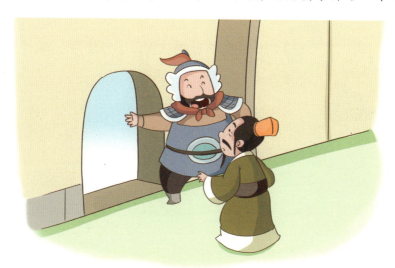

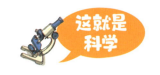

洞，想请晏子从这个只有一米多高的小洞进去，晏子拒绝并说："来到狗国的人才从狗洞进入，今天我到楚国访问，不应该从这个狗洞进去。"于是，迎接晏子的人让他从大门进去了。晏子恭敬地拜见楚王，楚王对他说："你们齐国没有其他人了吗？竟然打发你来做使臣。"晏子回答道："齐国的首都至少有七八千户人家，街上经常挤满了人。只要展开衣袖，就能遮蔽太阳，甩一甩身上的汗水，就像天空下过雨一样，人挤着人，脚碰着脚，您怎么能说齐国没有人呢？"楚王又说："既然齐国有这么多人，为什么派你出使楚国呢？"晏子回答："齐国派遣使臣有个原则，贤明的使者被派到贤明的国家去，没有才能的使者被派到没有才能的国家，我是齐国最没用的人，所以被派到楚国来了。"最终，晏子不卑不亢的精神赢得了楚王的尊敬。

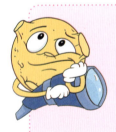

1. 鱼刺卡在喉咙里，不要硬吞米饭、馒头等食物，应该及时找医生解决。

2. 儿童要保证睡眠充足，才能长个子。

3. 不同部位的骨头硬度不同。

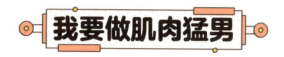

我要做肌肉猛男

骨、骨骼肌、骨连接这三部分组成了运动系统。
肌肉组织构成了骨骼肌。

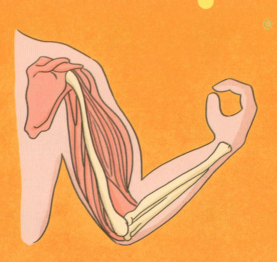

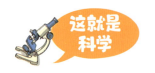

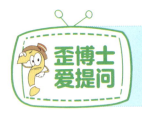

歪博士爱提问

人体的肌肉分哪几种？ >>>

锻炼有什么好处？

暑假时间，方块除了和红桃一起打篮球，剩余时间最喜欢做的事情就是健身。自从看过《终结者》这部电影后，方块就深深迷上了施瓦辛格——一个拥有健美身材的知名演员。施瓦辛格的身材可以说是健身界的标准，方块因为受到偶像的影响，也开始健身，别看他年纪小，身上早已有了像模像样的肌肉。

这天，方块举完哑铃，正在对着镜子欣赏自己的身材，确切地说是正在欣赏自己的肱二头肌，正巧这时红桃从屋里出来，方块凑到红桃跟前，对着他做出了选美姿势，得意地说："红桃你看，我的肌肉练得怎么样？"

红桃瞥了一眼，敷衍地说："嗯，肌肉很大，练得不错。"红桃虽

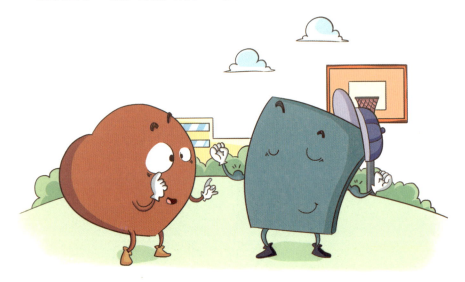

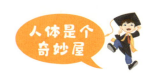
然也喜欢运动，但他只喜欢打篮球、踢足球，他从不追求肌肉的大小和形态。

"哎，你都没仔细看！"方块再一次摆好动作，"你再看看，我是不是即将成为'肌肉猛男'。"方块脸上露出了非常得意的表情。

"是是是，你的肌肉最好看！"红桃这次连眼皮都没抬，直接敷衍道。

"嘿，你也太敷衍我了吧！"方块有些不悦。

红桃叹了口气，这才再次抬头看了看方块练出来的肌肉，肌肉的形态确实很好看，"练得真的很棒！"红桃认真地说。

方块听见这话，别提多高兴了。因为得到了肯定，方块的话匣子也跟着打开了，"我看网上说，多吃蛋白质可以增长肌肉。鸡蛋里就含有充足的蛋白质，我吃了很多鸡蛋，"说到这，方块脸上流露出一丝尴尬，"不过蛋白质吃多了会经常放屁！"

红桃皱了皱眉说："怪不得你最近经常放屁，而且还很臭！"

正在这时，歪博士来到了二楼，"你们在聊什么呢？"

"歪博士你看，我练出肌肉了！而且还瘦了呢！"方块又一次摆出动作，想让歪博士欣赏自己的好身材。

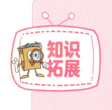

当人们减少锻炼，脂肪就会重新出现在身上，但这不是因为肌肉变成了脂肪，而是因为停止运动后，肌肉会萎缩，逐渐变小，如果还吃得和以前一样多，这些热量消耗不掉，脂肪就会堆积起来，人也就跟着发胖了。

"呵呵，练得很好啊！"歪博士笑着说，"既然你这么喜欢肌肉，那你知道肌肉有什么作用吗？"

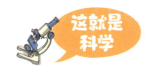

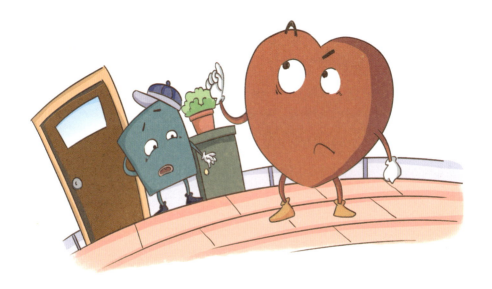

　　"当时是让人的身材变好看啊！"方块毫不犹豫地回答。

　　"肤浅。"红桃不屑地说，"人体内的肌肉分为三种，骨骼肌、平滑肌和心肌。骨骼肌附着在骨骼上，收缩舒张使骨骼运动；平滑肌主要分布于内脏器官，如胃部平滑肌收缩，可以将胃里的消化液与食物充分混合；心肌有自己的跳动节奏，能使心脏一直跳动。"

　　"心肌停止跳动的话，人也就死掉了吧？"方块说。

　　"当然了！"红桃说着点了点头，"方块，你这么喜欢肌肉，那你知道什么是肌肉吗？"

　　"这个……"方块不知所措地挠了挠头，"肌肉是瘦肉？"方块说完自己都觉得不好意思了，随即摇了摇头。

　　"亏你还是健身爱好者，连肌肉是什么都不知道。"红桃说道。

　　说起来惭愧，方块虽然很喜欢健身，但他从来没了解过健身知识和最基本的肌肉知识，他只是一味地跟着视频练习动作，平时多吃富含蛋

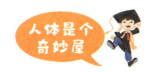

白质的食物，仅此而已。

歪博士为方块解释道："肌肉里有许多肌纤维，这些肌纤维构成了肌肉，它们像钢缆一样被捆绑起来，通过收缩行为帮助人们完成某些活动，比如最简单的坐、立、行、走以及发声、咀嚼、瞳孔收缩、跳舞、健身等。"

"所以运动员、舞者的肌肉比普通人要发达很多。"红桃补充道。

"这是因为他们经常运动，不断运用肌肉的结果吗？"方块问。

"没错。因为长时间进行锻炼，人的肌肉会越来越发达以及变得粗壮有力。肌肉发达并不完全是因为生出了新的肌纤维，而是原来的肌纤维在得到锻炼后变粗了。同时，经常锻炼身体还会增强人体的新陈代谢，肌肉中的蛋白质、毛细血管也会因此增加，肌肉得到了充足的营养，会变得更强壮。"

"原来肌肉还可以带给人体这么多好处呢！我们可要经常锻炼才行呀！"方块感慨道。

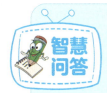

肌肉能"听懂"人话吗？

人体内的三种肌肉中，人的大脑可以完全控制骨骼肌，也就是说，我们想让它进行什么样的活动，它都会完全遵从。但是，心肌和平滑肌却很调皮，它们有时候会与大脑作对。因为，我们无法让心肌停止跳动，也不能让平滑肌进行收缩。

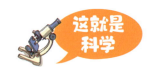

我爱做实验

瘦肉和肥肉

学习过肌肉的组成后，同学们有没有对它产生更多的兴趣呢？下面让我们一起来做个实验吧！

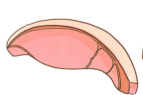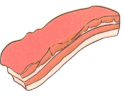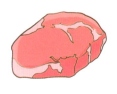

实验准备：猪臀尖肉、坐臀肉、五花肉

实验目的：通过观察猪肉的肥瘦程度来了解运动与肌肉的关系。

温馨提示：此实验需要用到猪身上不同部位的肉，种类偏多，请适量购买。

实验过程：

1. 先将买好的猪臀尖肉、坐臀肉、五花肉清洗干净，并吸干肉上的水分。

2. 了解猪臀尖肉、五花肉、坐臀肉是猪身上的哪几个部位，并观察其肥瘦程度，以及辨别哪些是瘦肉（也就是肌肉）。

3. 将三种部位的肉煮熟，再观察肥瘦肉的变化。

实验原理：

猪经常活动的地方，瘦肉较多，也就是肌肉较多。

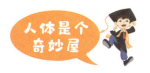

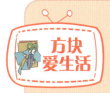
方块爱生活

鱼肝油是从含油量高的鱼类或者鲸类的肝脏里提取精制而成的液体油脂，它的主要成分是维生素D和维生素A，有助于人体对钙进行吸收，维持正常的视觉，并可增强免疫力。

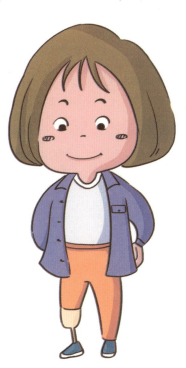

红桃讲故事

爱上肌肉的女孩

谢仁慈——一个美丽又自信的90后女孩，毕业于西南政法大学民商法学院。她留给很多人的第一印象就是爱笑，在她白嫩的脸蛋上，看不出任何残忍生活留下的痕迹。生命虽然以痛吻我，我却报之以歌，这句话用来形容谢仁慈最合适不过。

四岁那年的一天，妈妈带谢仁慈去朋友的诊所看诊，看到诊所里的医生拿着"硕大"的针头，谢仁慈害怕了，她吓得拔腿就跑，然而就在冲过马路的一瞬间，一辆汽车冲了过来，谢仁慈出了车祸——她的右腿没了。更残忍的是，她的妈妈为了救她，失去了一条左

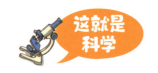

腿。屋漏偏逢连夜雨，谢仁慈的爸爸因为打架而坐牢，只剩下谢仁慈和母亲两个人相依为命。吃不起贵的食物，她们就顿顿吃面条，面对所发生的一切，谢仁慈从来没有抱怨过。

上帝为谢仁慈关上了一扇门，但却为她打开了更多的窗。长大后的谢仁慈乐观、坚强，即使失去一条腿也无法阻止她变得优秀。上了大学的谢仁慈开始接触健身，她去健身房举铁，练出了优美的肌肉线条，因为健身，谢仁慈变得越来越自信；因为健身，她看到了另一个自己。

爱上肌肉的女孩，因为肌肉而更美丽。

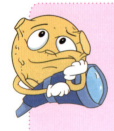

1. 无论是人还是动物，经常锻炼的部位，其肌肉较多。

2. 动物体内能够贮存脂肪，例如羊油、鱼肝油、牛油等。

3. 动物体内除了肥肉里脂肪含量高，内脏的脂肪含量也同样很高。

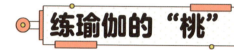

练瑜伽的 "桃"

鼻腔、咽、喉、气管、支气管、肺等组成了呼吸系统。
鼻腔、咽、喉、气管、支气管又被称作呼吸道。

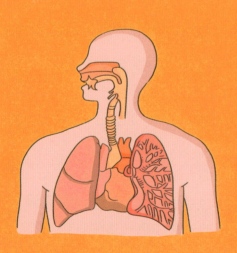

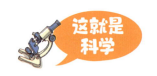

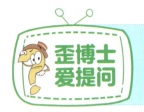

鼻腔里的鼻毛有什么作用？ >>>
气体在人体内的交换有哪两种方式？

　　三伏天袭来，一切都在接受着太阳的炙烤，知了在树上鸣叫着，仿佛在抱怨天气的炎热。方块躲在空调房里，美美地吃着雪糕，看着电影，这生活别提多惬意了。

　　"呼——"红桃一边调整呼吸，一边跟着视频里的样子练习着瑜伽姿势。因为红桃刚开始练习瑜伽，对于很多动作并不熟悉，这显得红桃非常笨拙。

　　方块看着红桃的样子，嘲笑道："红桃，你的筋骨也太硬了，整个人像个熊一样！哈哈哈！"

　　红桃对于方块的嘲笑非常不满，于是回击道："我才刚开始学习瑜伽，动作僵硬是很正常的事情，一个月以后，我也能练得有模有样。"

　　方块继续说道："你为什么想学瑜伽？在我的印象中，都是女性练瑜伽的。"

　　进入三伏天后，方块和红桃就不再去室外球场打球了。因为运动量减少了，在加上天天坐在空调房里吃雪糕，红桃明显感到自己肚子上的肉变多了，但是红桃又不喜欢举哑铃，于是选择了瑜伽这种运动方式。

　　"呼——"红桃缓缓吐气，换了一个动作说："你这是刻板印象！瑜伽是一项非常好的运动，它不仅可以修养身心，还可以帮助身体塑形，无论男女都可以练习的。"

　　正在这时，歪博士也在地上铺上了一块瑜伽垫子，学着红桃的动作练起了瑜伽，歪博士笑着说："我也锻炼一下我的老胳膊老腿。"

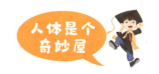

"哎呀，歪博士，你的呼吸错了！"红桃纠正道，"瑜伽采用的是腹式呼吸。"红桃一边说着一边为歪博士做示范，"首先应该用鼻子吸气，在吸气的同时肚子鼓起，然后用嘴呼气，呼气的同时腹部收缩，这样就是完成了一次腹式呼吸。"

歪博士学着红桃的样子，一吸一呼，逐渐找到了感觉。

方块看着两人，脑袋里出现了疑问，于是问歪博士："为什么要尽量用鼻子来呼吸，而不是用嘴呢？"

"这是因为鼻腔里有两条不仅细且长的管道，管道中又长着许多鼻毛。你们可不要小瞧这些鼻毛，它们可以阻挡空气里的病菌、灰尘，另外，鼻腔里分泌的鼻涕也能粘住灰尘和病菌。鼻腔的黏膜里还分布着非常细小的毛细血管，可以调节吸入空气温度、湿度的作用。所以，我们应该尽量用鼻子来呼吸。"

"我们打喷嚏的时候也能将刺激性物质或者有害颗粒喷出来吗？"红桃问。

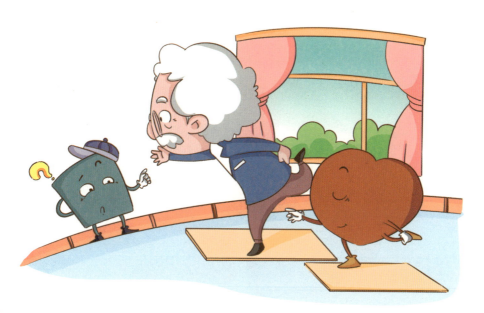

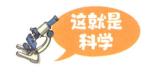

"当然了！"歪博士肯定地回答。

"可是歪博士，我们呼出来的气又是什么呢？"红桃接着问。

"全都是二氧化碳，对吗歪博士？"方块问。

歪博士笑着摇了摇头，"不全是二氧化碳。空气中包含二氧化碳、氮气、氧气、水蒸气和其他气体。当我们将空气吸进肺部后，氮气、水蒸气、二氧化碳等气体会跟随血液在身体里循环，最终回到肺部，当人们呼气时，这些气体也跟着排出体外。"

"因为人体的活动需要利用氧气，所以呼出的空气里并没有氧气！"方块说。

歪博士再次微笑着摇了摇头说，"还是不对。"

方块有些着急了，"啊？怎么还是不对啊？"

"肺部在人体内工作时，只有下部会被利用到，吸进来的氧气不能被充分利用，所以一部分氧气也被呼出去了。"

原来是这样啊，方块和红桃一起点了点头。

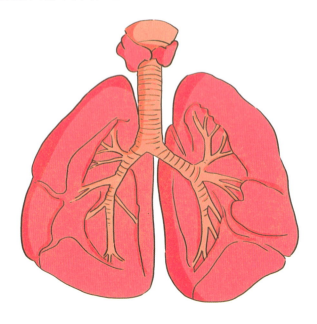

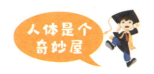

人体是个
奇妙屋

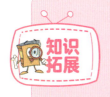

知识
拓展

在人体进行呼吸时，肺部是最为重要的器官。肺里有气管，这些气管产生许多分支，分支的四周全都包裹着小囊泡，名叫肺泡，这些肺泡呈突起状。可以吸收氧气及排出二氧化碳。肺泡表面分布着无数毛细血管网。

"但是吸进来和呼出去的气体是怎么交换的呢？"

"我们人体的呼吸系统，主要包括鼻腔、咽、喉、气管、支气管、肺等器官，而鼻腔、咽、喉、气管、支气管又被称作呼吸道。鼻腔、咽、喉属于上呼吸道，气管、支气管属于下呼吸道。气体在人体内的交换主要有两种方式。第一，人体从空气中吸入氧气同时排出二氧化碳的过程，即外呼吸，这是在肺部完成的；第二，细胞通过血液，组织液与外界交换气体，这叫作内呼吸。"

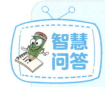

智慧
问答

人是怎么发出声音的？

人能发出声音是因为声带的振动。声带是两块肌肉，位于喉腔中部，它们中间有一条间隙，叫作声门裂。人们呼吸时，声门裂处于半开的状态，两根声带处于放松状态，空气从肌肉间的缝隙通过。人在发声前会预先吸一口气，这时候放松的声带被拉紧，声门裂变成了细长状，只有一个很小的缝隙供空气通过，声带因此产生振动而发出声音。

"原来我们的身体是这样进行气体交换的啊！"方块感慨道，"我们的身体还真是神奇呢！"

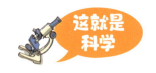

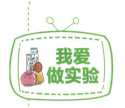
我爱做实验

声带实验

看完这个故事，同学们一定学会了不少知识吧。接下来让我们一起来做个实验吧！

实验准备： 一名男高音、一名男低音、一名女高音、一名女低音（美式唱法、通俗唱法、现代流行乐、民族唱法）

实验目的： 通过男女同学的发声，来感受声带的振动，并了解男女生声音不同的原因。

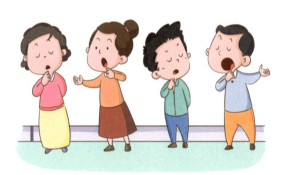

温馨提示： 此实验需要音乐生。另外，其他同学切勿大吼大叫，以免声带受到损伤。

实验过程：

1. 请全部同学随便说一段话，并将自己的手放在声带处，用手感受声带的变化。

2. 请指定的四位同学到讲台上，用自己的正常声音念一段话，其他同学感受声音的变化。

3. 请四位音乐生唱一小段歌曲，其他同学感受声音的变化。

4. 分析产生不同声音的原因。

实验原理：

声带会随着年龄的增长而发生变化。

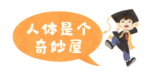

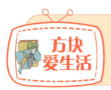

方块爱生活

唱歌并不是靠嗓子吼出来的，而是将气运到丹田，利用丹田来唱歌。

红桃讲故事

十分之一的呼吸

在美国有一位著名的游泳运动员，他叫汤姆·多兰。汤姆从很小的时候就开始学游泳，一次，正在游泳的他突然感到呼吸困难。父母立刻带他去医院做检查，诊断结果是汤姆的气管比普通人狭窄，他患有非常严重的哮喘，氧气只有十分之一可以进入肺部。他训练时身体和大脑越紧张，身体情况就越危险，所以，他想游泳的话必须随身携带氧气罐。"我的职业生涯会因为哮喘而结束吗？"汤姆的脑海里反复思考着这个问题。只用了一晚的时间，汤姆便做出了决定——带着氧气罐游泳。

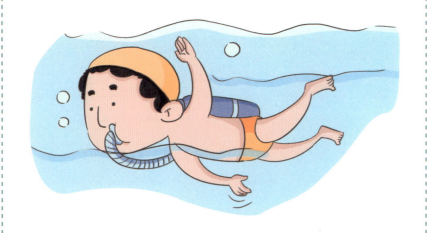

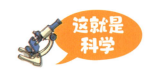

1996年亚特兰大奥运会，汤姆是参赛的选手之一，但是他的氧气罐不可以带进房间里，汤姆只能坐在闷热的拖车里不停地吸氧。距离比赛开始还有一个小时，汤姆不停地将冰敷在身上，以此来减轻因缺氧带来的不适。尽管比赛之前遇到了不少阻碍，但这并没有减弱汤姆夺冠的决心。最终，汤姆取得了金牌。汤姆在接受采访时曾说，如果没有哮喘病，我可能根本不知道如何克服缺点，也许我连一块奖牌都拿不到。

只能呼吸到十分之一的氧气，这件事对于一名游泳运动员来说，简直是毁灭性的打击，可是他没有放弃自己的梦想，而是毅然背起氧气罐，永不停歇地向前游去。

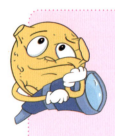

1. 儿童时期，男孩与女孩的声音几乎没有差别。

2. 处于青少年时期，男孩声带厚且长，声带振动次数少，声音低沉；女孩的声带短且薄，声带振动频繁，声音较高。

3. 人的声音经过后天的训练可以发生改变。

流动的血液

血浆以及血浆中的血细胞构成了血液。

人体内循环系统主要负责向身体的各个部分传递血液。

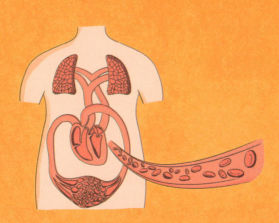

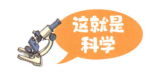

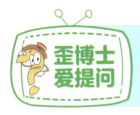

歪博士爱提问

血的主要成分是什么？ >>>
白细胞是白色的吗？

这天傍晚，吃过晚饭的红桃、方块和歪博士一起坐在沙发前看电视，这种饭后的悠闲时光实属罕见。歪博士平时非常繁忙，除了在实验室做实验，还要为发表论文做准备，有时候方块和红桃一整天都看不到歪博士的身影。

电视里正在播放古装武侠剧，方块和红桃两个人看得津津有味，时不时还会讨论一番。

"啊！这个人怎么这么坏！"看着电视剧里的情节，方块愤愤地说。

"就是啊！当面一套，背后一套，真是个阴险的小人！"红桃也跟着附和道。

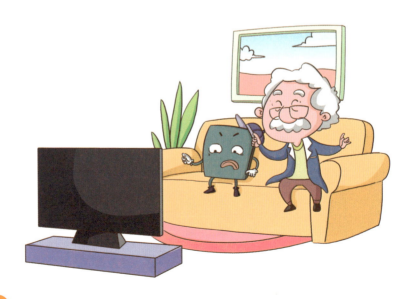

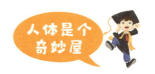

"啊！天哪！他居然杀人了！"方块激动地喊道，只见电视中一个男人的血四处飞溅，随后缓缓倒在了地上。

"也太残忍了吧！"红桃咧着嘴说。

方块的眼睛直勾勾地盯着电视屏幕，并发出了疑问："血是从哪里来的呢？"

听到了方块的问题，歪博士立刻解释道："血液由血浆以及血细胞组成，血细胞存在于血浆中。我们的体内有造血器官，例如脾脏、骨髓，而血细胞又分为三种，分别是白细胞、红细胞、血小板。"

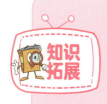
知识拓展

人处于不同的时期，造血器官也是不同的。胎儿的血液主要在肝脏、淋巴结、骨髓、脾脏等器官中产生。骨骼中的红骨髓，在婴儿出生以后，便取代了脾脏、肝脏的功能。

方块点了点头说："血液对人类太重要了，血流光了，人也就死了，就像那个人一样。"方块指了指电视屏幕里死去的男人。

歪博士继续说："都说水是人类生命的源泉，其实血液也是。血液可以保护我们的身体，当有微生物、病菌侵入人类身体时，白细胞能够'吃掉'它们；血液还可以将营养物质运送到全身，并且带走体内废物，这样就可以保证每个器官的正常运作了。"

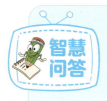
智慧问答

白细胞为什么可以"吃掉"细菌等有害物质？

血液中存在着大量的白细胞，一滴血中，白细胞的数量多达十几万个。白细胞不仅存在于血

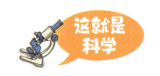

液中，也存在于淋巴系统以及身体的其他器官、组织中。当我们的皮肤被刀子划伤或者割伤后，伤口处会红肿、发热，这是因为白细胞在与细菌"决斗"。白细胞可以自由地穿越毛细血管壁，游走在身体各处，遇到病菌、细菌、微生物等有害物质时就会将它们吞噬。所以，白细胞是当之无愧的人体免疫细胞。

"血液可以自己凝固，这也是血液对人体的一种保护吧？"红桃问道。

"没错，血液凝固后，外界的细菌、脏东西就没办法通过伤口进入到人体内了。"歪博士补充道，"哦，对了，血液还可通过皮肤毛细血管进行散热，帮助我们的身体一直维持着体温的恒定。"

"这么说，血液是经血管进入循环系统的喽？"红桃问。

"没错，"歪博士说着，伸出了自己的手。

那是一双布满了皱纹的手，手背处还有两道伤疤，那一定是歪博士做实验时留下的吧，是属于光荣的痕迹，红桃想着。

"你们看，我们的手、胳膊等处布满了血管，而血管就是负责运输血液的'轨道'。"

"我知道，血管分为动脉、毛细血管和静脉三种。"方块指着自己的手腕说，"这里是静脉血管，"他又摸了摸自己的脖子，"这里是动脉血管。"

歪博士微笑着点了点头，随后问道："你们知道血液是从哪里出发的吗？"

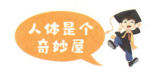

红桃想了想说："心脏。"

"然后呢？然后呢？血液从心脏出发以后去了哪里呢？"方块想快点知道答案。

"血液从心脏流出，最先经过动脉血管流向身体四周，同时将氧气以及各种营养物质运送给细胞。这些细胞还会将废物排到血液里，这些废物经过静脉血管来到肺部、肾脏，经过净化，又将干净的血液运送回心脏。这便完成了一次血液循环。"

"这么说，人体的新陈代谢离不开血液循环系统。"红桃说。

"是的！它可以维持人体正常的生理功能。"歪博士肯定地回道。

方块一边听歪博士讲解，一边低头看着自己的手腕，不一会儿，他像发现什么似的，抓起歪博士和红桃的手腕，一边看一边做对比。

红桃对于方块这种行为感到疑惑，于是试探着问："你在看血管吗？"

"不，我是在数血管。"方块非常认真地说。

"人体内这么多血管，你怎么可能数得过来呢？"红桃惊讶地说。

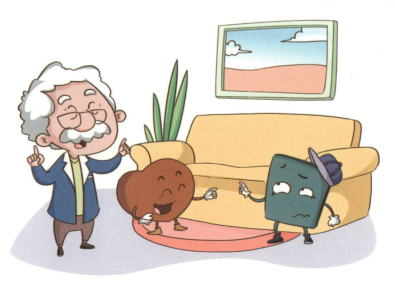

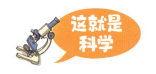

歪博士笑了笑说："我们的全身都布满了血管，其中有肉眼看得见的、有像头发丝一样细的，还有只能用精密仪器才能看见的毛细血管，这些血管加起来能有上千亿条。"

听完这个数字，方块感到头皮发麻，光是数肉眼看到的血管就得数到什么时候啊？

红桃大笑起来，"你还数吗？"

方块咧着嘴，摇了摇头说："不数了，不数了，世上无难事，只要肯放弃！"

说完这话，歪博士和红桃一起大笑起来。

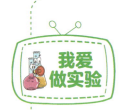

人血装片实验

让我们一起来做个实验吧！

实验准备：显微镜、人血、消毒棉签、一次性取血针、一次性取血管、载玻片

实验目的：通过用显微镜观察人血的临时装片，来认识红细胞、白细胞。

温馨提示：实验需要用到显微镜，需要在实验室中进行。

实验过程：

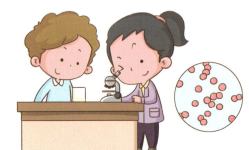

1. 两人为一组，同学 A 用酒精消毒棉签为同学 B 的左手无名指消毒。

2. 用一次性取血针刺入消毒部位，直到有血渗出。

3. 用一次性取血针管在出血处采集 0.05 毫升的血，然后用消毒棉签为出血处止血。

4. 将采集的血液分别释入到两片载玻片中，做成临时装片并进行观察。

实验原理：

低倍显微镜下可以清晰地观察到人血所包含的细胞。

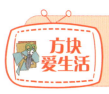

当我们受伤出血时，血小板与红细胞共同形成凝血块，阻止血液外流，这是因为血小板有凝血作用。

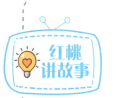

萧综滴血认亲

说起亲子鉴定，很多人最先想到的一定是滴血认亲吧？在我国古代，滴血认亲有两种方法——滴骨法和和血法。

滴骨法最早记录于三国时期，这种方法是将新鲜的血液滴在已经死去的人骨上，观察血液是否渗入骨头，如果能渗入，就表示这两个人有血缘关系。

和血法是指将两个活人的血液滴在器皿内，观察血液是否凝结在一起，血液凝结在一起则存在亲子、兄弟的关系。

《南史》这本书中记载着梁武帝之子滴骨认亲的故事。东昏侯的妃子名叫吴淑媛，吴淑媛不仅长得好看，又非常有

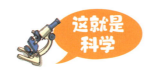

这就是科学

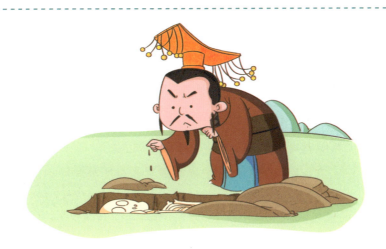

才华，后来被武帝相中，于是将她纳入宫中。吴淑媛入宫后，在第七个月生下了萧综。这时宫中流言四起，很多人都怀疑萧综不是武帝的亲生儿子。萧综在这种非议中长大，内心对自己的身世无法释怀。于是，他挖出了东昏侯的尸骨，将自己的血滴在了东昏侯的尸骨上，血渗入了尸骨中，萧综对此并未全信，又杀了自己的儿子，将他儿子的血滴在尸骨上，血又一次渗入了尸骨，他相信自己就是东昏侯的儿子。此后萧综投靠北魏，并发誓为东昏侯服丧。

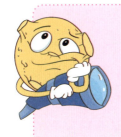

1. 动脉血含氧量非常丰富，颜色鲜艳。

2. 血细胞中红细胞的含量最多。

3. 红细胞内含有血红蛋白，与氧气结合后，能使血液呈现鲜红色。

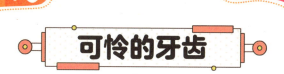

可怜的牙齿

牙冠、压根、牙颈构成了牙齿，它们是最坚硬的器官。
钼元素可以预防龋齿。

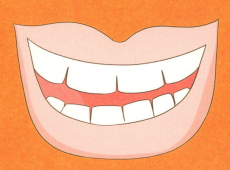

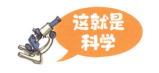

这就是科学

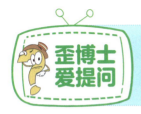

歪博士爱提问

消化系统的第一关是什么？ >>>

牙釉质有什么用处？

歪博士最近在研究一个新的课题，无暇顾及红桃和方块，更没时间为两人做"黑暗料理"。三个人每天都吃外卖，歪博士还在网上为两个小家伙买了很多进口零食和糕点。

自从零食到货，方块的嘴就没停过，明明刚吃过午饭，转眼间，他又拿起蛋糕吃了起来。

"方块，你的肚子是橡皮做的吗？"红桃对此感到非常诧异，方块的肚子怎么可以放得下这么多食物，红桃实在是想不通。方块吃得过于认真，他并没有听见红桃在说什么，吃完了肉松蛋糕，他又随手抓起糯米团子吃了起来。红桃见方块没有反应，索性不再搭理他。

午休过后，红桃起床去卫生间，路过餐厅，看见方块又在吃雪糕，桌子上还有很多吃剩的包装纸，红桃又是一脸诧异，于是问道："方块，你怎么还在吃东西啊？"

方块咬了一口雪糕，美滋滋地说："这雪糕太好吃了，简直停不下来。"

红桃叹了口气，无奈地摇了摇头。等到红桃从卫生间出来，方块已经坐在沙发上，正抱着一大袋薯片，一边吃一边看电视。

红桃来到客厅，坐在方块身边，关心地问："方块，你从中午一直吃到了现在吗？"

"对啊！"方块点了点头，又抓了一把薯片塞进嘴里。

红桃看了看方块的肚子，圆圆的、鼓鼓的，像一个小皮球，于是皱

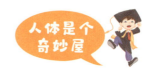
着眉头说："你再这样吃下去，会闹肚子的！"

方块拍了拍自己的肚子说："你放心，我没事的，我的肚子可是铁打的！"又对着红桃比了一个胜利的手势。

"我看你就是个没有感情的机器。"红桃撇了撇嘴说。

"你才是机器呢！你……"话还没说完，方块大叫一声。

红桃吓了一跳，急忙问他怎么了。

"我的牙好疼啊！"方块捂着嘴，艰难地说。

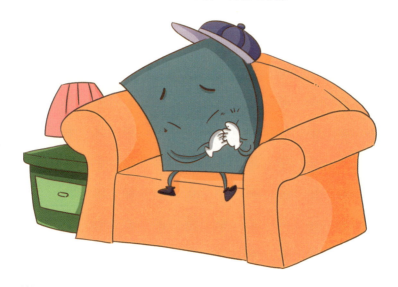

歪博士和智慧 1 号也闻声赶来，红桃向歪博士说明了情况。歪博士立刻为方块检查牙齿，遗憾地说："方块，你长了一颗蛀牙，所以才会牙疼。"

歪博士找来医用工具，为方块简单地处理了一下，因为歪博士是牙医出身，所以对于牙齿上的问题非常在行。不一会儿，方块的牙齿就不怎么疼了。

"谁让你一直不停地吃东西，这下好了吧，看你还怎么吃吃吃。"红桃说道。

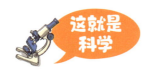

　　方块对着红桃做了个鬼脸，又转头问歪博士："可是歪博士，人为什么会长蛀牙呢？"

　　"蛀牙就是我们所说的虫牙，不过并不是因为你的牙齿里长了虫子。因为牙齿之间是有缝隙的，所以我们吃完东西后，留在牙缝里的残渣会发酵，形成酸性且带有腐蚀性的物质，而我们牙齿表面有一层牙釉质，是乳白色的，它能够保护牙齿。这些酸性物质会腐蚀牙釉质，时间一长，就会形成空洞。"

　　牙齿的形状好似小石头一样，但其实露在外面的部分和长在里面的部分并不一样。牙齿的最外面覆盖着一层牙釉质，对牙齿有保护作用，而牙齿里面却是空心的，叫作牙髓腔，里面布满了神经以及血管。所以牙齿出现问题时，会产生疼痛的感觉。

　　听完歪博士的解释，方块找来一块小镜子，对着镜子龇着牙，想看看自己的虫牙长什么样子，"可是歪博士，人的牙齿为什么长得不一样呢？"

　　"这是因为每种类型的牙齿都有自己的任务呀！"歪博士龇着牙，用手指了指自己的门牙说，"这是门牙，它们的形状既宽又平，好像菜刀一样，所以也叫作切牙。"歪博士又指了指自己尖尖的虎牙说："这叫犬齿，也就是我们常说的虎牙，它的作用是咬住食物，并且将食物撕开；后面的这两排牙分别是前臼齿以及臼齿，这……"

　　"旧齿？是因为这两排牙容易老旧吗？"方块问道。

　　"当然不是了，"歪博士笑着说："臼齿的臼不是新旧的旧。"歪博士在纸上写下了臼这个字，接着说："臼齿的作用和磨盘很像，它可

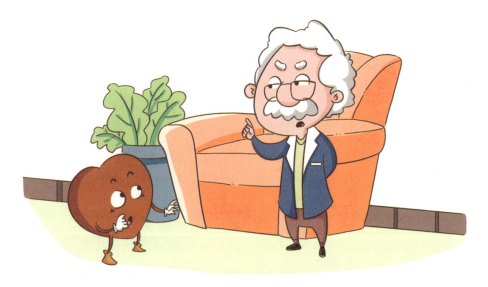

以将食物磨碎。"

"牙齿可以像磨盘一样磨碎食物？牙齿居然这么坚固，那岂不是想吃什么都可以！"红桃说道。

歪博士立刻皱起眉头，并摇了摇头说："牙齿虽然很坚硬，但是也不能啃核桃皮、开汽水瓶，这样都会损伤牙齿，严重的话还会导致牙齿脱落。"

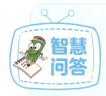

牙膏中为什么会加入氟？

科学家发现氟可以在牙齿的表面形成保护层，可以保护牙齿免受酸性物质的腐蚀。在牙膏中加入适量的氟不仅可以预防蛀牙还可以修复牙齿上的轻微蛀斑。但是，氟的含量必须控制在安全范围内，过量的氟产品会导致氟中毒，更严重的还会伤害神经系统，并且引发骨质疏松。

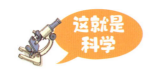

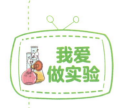

醋泡蛋壳的实验

学习过有关牙齿知识后，让我们一起来做个有趣的实验吧！

实验准备：适量醋、鸡蛋壳、一个可以密封的玻璃瓶

实验目的：通过实验让学生了解酸性物质具有腐蚀性，并对被腐蚀物体造成影响。

温馨提示：本实验需要三至五天，请耐心等待实验结果。

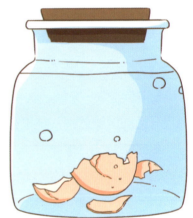

实验过程：

1. 将准备好的鸡蛋壳清洗干净并晒干。

2. 将干净的鸡蛋壳泡入醋中，并放入玻璃瓶中密封好。

3. 三至五天后观察鸡蛋壳的变化。

实验原理：

酸性物质（醋）有腐蚀性。

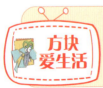

牙齿对每个人都非常重要，刷牙的时候一定要仔细，牙齿缝隙里面也要认真刷。

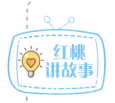

乳牙和恒牙的故事

人的一生中，一共会长两副牙齿。第一副叫乳牙。乳牙呢，个子矮矮小小的，并且不耐磨，所以，长着乳牙的我们是无法咀嚼很硬的食物的。乳牙一共有20颗，上颌与下颌各长10颗。婴儿的第一颗乳牙是在出生后第六个月长出的，2岁半前后，20颗牙便会全部长齐。因为是在婴儿时期开始长出的牙齿，所以我们叫它乳牙。第二副牙叫恒牙，这些牙齿是从6岁开始生长的，用来替代乳牙。通常长出的第一颗牙是第一磨牙，其他恒牙通常在14岁前后长齐。如果你的牙齿在这个时候还没长齐，也不要太着急，因为有些人的牙齿喜欢"慢慢"长出来。恒牙的个头非常胖大，并且耐磨，它们一共有32颗，上颌与下颌各长16颗。乳牙虽然会被恒牙替换，但乳牙的健康也不容小觑。乳牙护理不当，不仅会影响婴幼儿的消化，还会影响恒牙的生长。

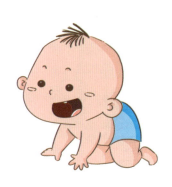

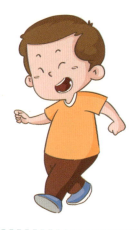

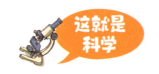

我们的牙齿生长在牙床骨上，牙床骨的个头也是随着年龄而长大的。婴幼儿时期的牙床骨非常小，它们无法承受胖胖的恒牙。6岁以后，牙床骨渐渐长大，这时候如果乳牙仍然"赖在"以前的牙床骨上，牙床骨就会有很多空余，人们也就无法进行正常的咀嚼了。所以，这就是恒牙接替乳牙生长的故事。

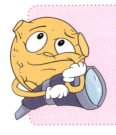

1. 泡在醋中的鸡蛋壳会变黑变软。
2. 酸性物质能腐蚀蛋壳中的钙。
3. 吃过饭后一定要认真仔细地刷牙。

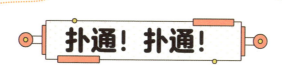

扑通！扑通！

　　心脏主要由心肌构成，心脏的内部分为左心房、左心室、右心房、右心室四个腔。

　　体循环经过右心房、右心室，肺循环经过左右心房以及左右心室。

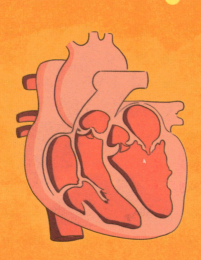

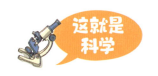

这就是
科学

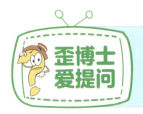

歪博士
爱提问

心脏的外形像什么？　　　　　>>>
心脏不为身体提供氧气和营养物质，会怎样呢？

红桃和方块虽然已经在智慧屋住了一段时间，但他们对实验室里的物品并不熟悉。因为学校临时增加了一项作业，需要用到一次性消毒棉签，于是，两个人蹑手蹑脚地来到实验室。昨天歪博士通宵工作到凌晨三点，直到五点才回屋睡觉。红桃和方块知道歪博士很辛苦，所以，能自己解决的事情就不麻烦歪博士。

"试管夹、酒精灯、烧杯、电压管……"红桃一边寻找棉签，嘴里一边嘟囔着。

方块顺着另一旁的桌子找去，桌子右侧放着一只黑色塑料袋，方块好奇地打开了塑料袋，不禁大叫了一声。

"嘘！你小点声！别把歪博士吵醒了。"红桃瞪了方块一眼，他

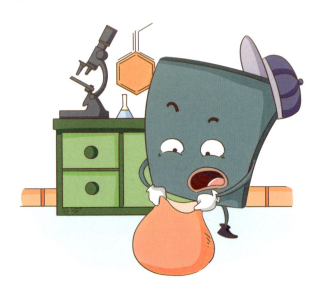

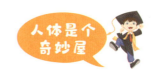

吼道。

"这……这里放了一颗心脏。"方块说话的声音有些颤抖。

心脏？谁的心脏？红桃对这颗心脏感到非常好奇，于是打开袋子仔细观察了一下。

方块凑到红桃的耳边，小声说道："你说这会是谁的心脏呢？歪博士该不会拿了别人的心脏吧……"

红桃知道方块心里在想什么，实验室无故多了一颗人体心脏，换谁都会有所怀疑，可实际的情况却是，这根本不是人类的心脏。

红桃扑哧一声笑了出来，并对方块解释道："这是一颗猪心。"

"啥？猪心？我虽然读书少，但是基本常识还是知道的，这明明就是人的心脏啊！"方块说着，将带有血迹的心脏从袋子里拿出来。

"猪的心脏和人的心脏是非常相近的，无论外形还是结构，所以，科学研究经常用猪心做实验。"红桃解释着。

知识
拓展

医生为病人诊断时，会测量病人的脉搏，这与心脏的跳动有关系。当心脏收缩的时候，心室里的血液迅速进入动脉血管，大量血液进入血管腔会导致血管壁扩张；而当心脏扩张的时候，血液流入血管的速度很慢，血管壁因为自身有弹性所以会回缩，心脏就像这样有规律地跳动，而血管壁的舒缩产生了脉搏。

"外形和结构很相近？我知道心脏的外形很像桃子，大小和自己的拳头相近。"方块的手握成了拳头。

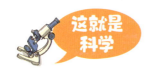

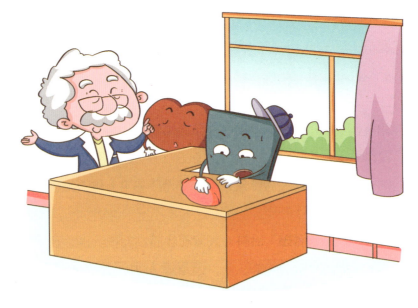

"是这样没错。"歪博士回答道。

突然听到歪博士的声音,两个孩子吓了一跳。

"歪博士,您是不是被我们吵醒了?"红桃问道。

歪博士摇了摇头说:"并不是的,我最近的生活日夜颠倒,白天也睡不着,索性起床看看你们两个在干什么,"歪博士摸了摸红桃和方块的头,继续说,"没想到你们两个在研究心脏。"

"我们本来是想找消毒棉签的,没想到却发现了猪的心脏,"方块用手指戳了戳猪心说,"这心脏很柔软,还挺有弹性的。"

"当然了,心脏可是由心肌构成的。"歪博士笑着说。

"因为肌肉可以进行收缩和舒张,所以心脏也可以收缩和舒张对吧?"红桃猜测道。

"对,而且心脏中间是空的,里面分成两个部分,它们分别是左心房、右心房、左心室、右心室。左心房与右心房在心脏的上半部分,它们的作用是将血液送入心室。左心室和右心室在心脏的下半部分,它们

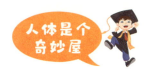

的作用是将血液运送出去，心脏不停地向全身运送血液。"歪博士补充
说明。

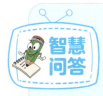
智慧
问答

为什么儿童与成人的心跳速度不同？

当人类处于儿童时期，心脏的发育还不成
熟，组成心脏的心肌纤维比较脆弱、稚嫩，心脏
的力量非常小，心脏每跳动一次，输出的血液比
成人少。除此之外，儿童的生长发育需要大量的
氧气和营养物质，运送这些物质需要循环系统来
完成。儿童的心跳比成人快，可以保证他们的正
常发育。

"所以血液才可以顺利运送氧气、营养物质、二氧化碳和人体废物
吧？"方块问道。

"是的！"歪博士肯定地说，"我们的身体随时都需要氧气和一些
其他营养物质，我之前给你们讲过，这需要血液循环来完成，而心脏就
是为血液循环提供动力的，心脏每跳动一次，就是完成了一次收缩和舒
张，心脏的一端将血液挤出，另一端则吸入血液。"

"人的心脏可真是神奇呢！"方块和红桃感慨道。

我爱
做实验

猪心解剖实验

认识了人体心脏后，同学们对人体心脏
一定有了更深刻的认识吧，下面让我们一起
来做个实验吧！

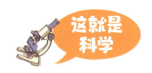

实验准备：一颗新鲜的猪心、一把解剖刀、一把解剖剪、一次性手套

实验目的：通过解剖猪心让学生了解心脏的构造。

温馨提示：本实验需要解剖猪心，请小心。

实验过程：

1. 准备一颗完整的猪心，猪心上的血渍清洗干净并吸去水分。

2. 观察猪心的外部结构，例如形状、大小、颜色等，再用手触摸猪心，感受猪心的触感。

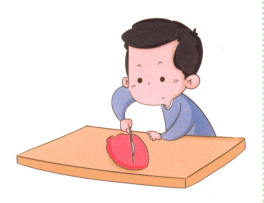

3. 用解剖刀沿着猪心的左心室切开左侧心脏，并观察左心室的心肌壁、二尖瓣等结构。

4. 沿着右心室切开右侧心脏，并重复上述步骤。

实验原理：

猪心与人心在结构上非常相近，可以通过观察猪心来了解人的心脏。

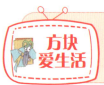

方快爱生活

心脏病有先天性心脏病和后天性心脏病之分，是一种循环系统疾病。

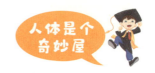

人体是个奇妙屋

红桃讲故事

没有"心脏"的安德鲁

在美国有一位名叫安德鲁·琼斯的小伙儿，他每天带着一颗人工心脏去健身房健身，这个事迹鼓励了很多人。

2012年的一天，安德鲁突然感到全身无力并且呼吸困难，家人立即把他送到医院，经过检查才发现安德鲁患上了病毒性心肌炎。以后的日子他只能躺在医院的病床上，不能站立，生活更是无法自理，并且他还需要依靠药物来维持生命。成为医院"常住户"的安德鲁并没有因此灰心丧气，他积极配合治疗，幻想着有一天能够像正常人一样生活。

可是好景不长，在两年后的某个夜晚，安德鲁又一次出现了浑身无力、呼吸困难的症状，医生告知安德鲁必须移植新的心脏才能够活下去，但是，目前根本没有适合他的心脏，无奈之下，医生为安德鲁安装了人工心脏以及心脏起搏器。

这颗人工心脏可以模拟心脏的跳动，它是由一个小型电脑和两块电池组成的。安德鲁将人工心脏装在背包

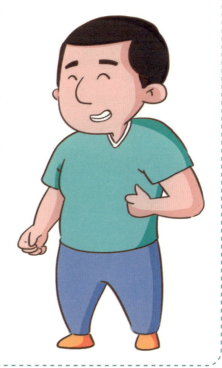

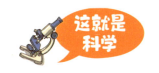
里，走到哪里就背到哪里。每天晚上睡觉之前，安德鲁都需要为自己的人工心脏充电，就像我们给手机充电一样。因为，一旦他的人工心脏没有电了，他很可能死亡。尽管如此，安德鲁仍然没有放弃生的希望，他背着人工心脏去健身，并且逐渐找回了当年那个充满活力、身材完美的自己。

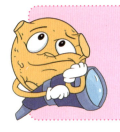

1. 心脏同侧的心房和心室是相通的。

2. 心室壁比心房壁厚很多。

3. 左心室的外壁最厚。

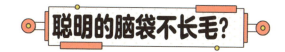

聪明的脑袋不长毛?

　　大脑、小脑、脑干等部分组成了人脑，每一部分都有精细的分工。

　　大脑有左脑和右脑之分。

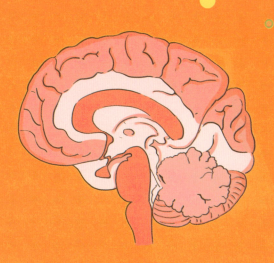

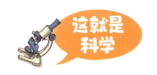
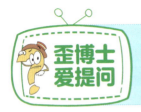

脑袋的大小和人的聪明与否有关？ >>>

大脑皮质有多少个神经细胞？

这一天，刚刚忙完工作的歪博士觉得家里出奇的安静，红桃和方块这两个小家伙不知道在干什么，竟然没发出一点儿动静，歪博士反而觉得有点儿不习惯了。来到客厅，歪博士发现两个孩子正趴在沙发上看动画片。

"你们在看什么呀？"歪博士好奇地问道。

"我们在看新版的《大头儿子和小头爸爸》。"红桃回答道。

"歪博士，你知道这个动画片吗？"方块说着还唱了起来，"大头大头，下雨不愁，人家有伞，我有大头。"

歪博士笑着摇了摇头。

"大头儿子的脑瓜这么大，一定非常聪明！"方块若有所思地说。

"你怎么知道头大就一定聪明？"红桃不解地问。

方块挠了挠头，咂咂嘴说："其实我也不知道，这是我奶奶跟我说的，她说脑袋大的人聪明。"方块又看了看歪博士，接着说，"你看歪博士的头就很大啊，所以歪博士一定很聪明啊。"

"你奶奶是不是还说过'聪明的脑瓜儿不长毛'？"红桃打趣地问道。

听到这，方块激动地说："你怎么知道，我奶奶确实这么说过！"

方块站起来，摸了摸歪博士头上仅有的几根头发说："你看，歪博士就是最好的证明！"

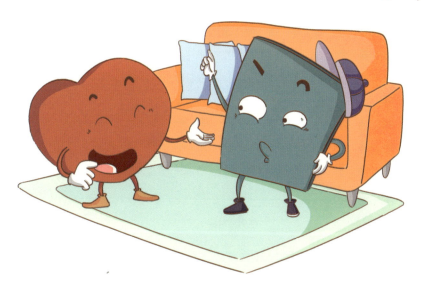

歪博士假装咳嗽了两声，打算说点什么缓解一下尴尬的处境，"这个……"

还没等歪博士说完，红桃咧着嘴回道："那是骗你这种小孩玩的！"

"咱俩一样大，你也是小孩好不好，装什么大人！"方块嘟囔着说。

"住在我奶奶家隔壁的王叔叔就是一个大头娃，头上也没有几根头发，但他就是个傻子。"红桃撇了撇嘴。

方块捅了捅歪博士，说："歪博士，这件事您最有发言权，您说到底谁对？"

歪博士摸了摸自己仅剩的一点儿头发，认真地说："有位著名的科学家通过实验证明，脑袋的大小与聪不聪明一点儿关系也没有。其实你们只要仔细观察就会发现，很多脑袋大的人并没有什么特别的才华，更不是聪明绝顶。而许多有成就的科学家，他们脑袋的大小与正

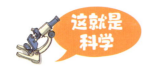

常人没有差别。"

"那是不是额头大的人聪明?"方块接着问。

歪博士继续认真为方块解释:"我们所说的额头其实是指前额,而额头大是说前额骨大,这与智力更是毫无关系。"

方块拍了拍自己的脑瓜,发出了一声"哦"。

歪博士也拍了拍方块的头说:"你这样经常思考问题,大脑会越来越聪明的!"

"这是为什么呢?"红桃发问道。

歪博士回道:"大脑其实就像菜刀一样,不经常用的话是会生锈变钝的。大脑皮质存在于大脑中,它一共有 140 亿左右的神经细胞,可是普通人一生也只能用到 10 亿左右的细胞,所以说普通人的大脑开发潜力还是很大的。"

"经常动脑思考会运用到这些神经细胞吗?"方块问。

歪博士挠了挠头说:"没错,思考问题会使我们的神经细胞处于亢

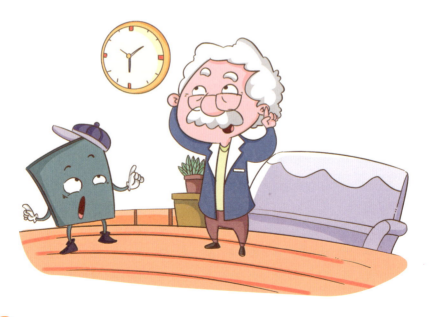

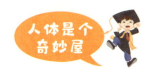

奋的状态，对人体是有好处的。而不经常思考的人，不仅会反应迟钝，时间久了还可能得老年痴呆。"

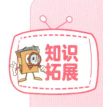
知识
拓展

大脑、小脑、脑干等部分组成了人脑。大脑的作用是接受外界向人体内传递的信息，再发送给相关器官，学习、记忆等思维活动都是在大脑完成的。小脑的作用是控制身体的协调、平衡，例如跑、跳、走等，它位于脑干的背面，大脑的后下方。脑干的作用是控制人体的呼吸、心跳、睡眠等活动。

"我知道人的大脑有左右之分，那么经常锻炼左手可以让右脑更聪明吗？"方块继续追问。

"当然了！左半球是左脑，它负责支配人体右侧的活动，右半球是右脑，它控制人体左侧的活动。大多数人都习惯用右手，所以他们的左脑相对发达。"歪博士解释道。

"所以左撇子是因为右脑比较发达吗？"红桃也提出了自己的疑问。

"是这样的，所以在生活中，惯用右手的人可以有意识地锻炼左手，比如用左手刷牙、吃饭等，右脑得到了更多的锻炼，人也会更聪明。"

"嗯！我也要开始锻炼左手了！"方块想起一出是一出，"先从什么开始好呢！"方块瞥见了桌子上的零食，于是灵机一动说："那就先从左手撕零食包装开始吧！"

"方块你可真是个吃货啊！"红桃和歪博士异口同声地说。

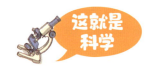

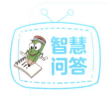
智慧问答

左脑和右脑的功能有什么区别呢？

人的左脑是"知性大脑"，偏向理性思维，它负责人的说话、对事物的判断能力、对信息进行提取和分析的能力；右脑是"艺术大脑"，偏向直觉，它负责人的绘画、想象、音乐等能力。

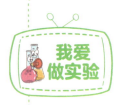
我爱做实验

记忆力小实验

让我们一起做个实验吧！

实验准备： 几张写有无规律数字的卡片、一段文字

实验目的： 通过让学生记忆数字、文字等，来了解记忆的特点。

实验过程：

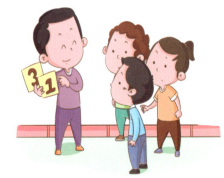

1. 将几张写有无规律数字的卡片展示给同学们看，测试同学们在两分钟之内可以记住多少。

2. 给同学们展示一段文字，测试两分钟内可以背诵多少。

实验原理：

记忆可以分为瞬时记忆、长时记忆和短时记忆。

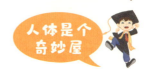

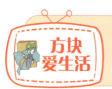
方块爱生活

每个人对于学过的东西都会有所遗忘，作为学生，我们要对学过的知识及时复习。

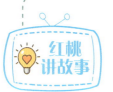
红桃讲故事

伤仲永

古时候，金溪县有一个人名叫方仲永，他的祖辈全是农民，以耕种为生。方仲永五岁之前，从来没有见过书写工具。突然有一天，小小的仲永哭着向父亲索要这些东西。他的父亲感到非常吃惊，于是向邻居借来了笔墨纸砚等工具。仲永立即在纸上写下了四句诗，并且写上了自己的名字。他的诗大多以团结互助、孝顺父母为主题，全县的秀才也都闻名来欣赏仲永的诗。从这以后，只要人们为仲永拟定了事物，他就能立刻作诗，并且诗

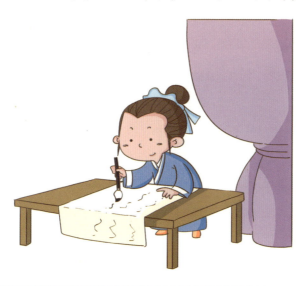

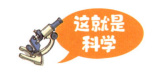

的内容和讲述的道理都非常值得学习。因为仲永天生聪颖，文采非凡，渐渐地全县的人都以宾客之礼对待仲永一家，有的人甚至花钱请仲永作诗。方仲永的父亲看到了"发财之路"，于是，每天让仲永拜访他人，根本不让他学习知识。

王安石很早便听说了这件事，他随父亲回家乡时，遇见了方仲永。这时的方仲永已经二十三岁了，王安石请方仲永作诗，他写出来的诗早已无法与从前相比。又过了七年，方仲永已经没有了之前的才华，完全是一个普通人了。

方仲永本来是个天才，拥有远超他人的才华和能力，这是上天赐予他的礼物。可是，后天的他并没勤奋努力，日渐沦为平凡的人。即使天生聪明的人，也要接受后天的教育，不断努力才可以有所成就。

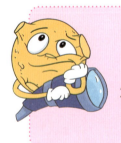

1. 短时记忆的保持时间不超过 1 分钟。

2. 瞬时记忆的储存时间很短，大约为 0.25—2 秒。

3. 遗忘是先快后慢的。

可恨的痘痘

内分泌系统通过对人体进行调节，分泌激素。
内分泌腺可分为内分泌细胞和内分泌腺。

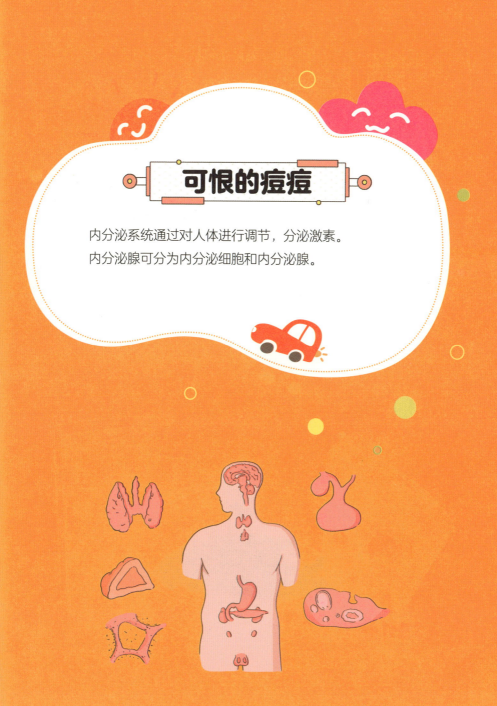

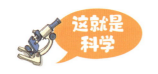

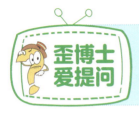

这就是科学

歪博士爱提问

人体的内分泌系统包括哪两部分？>>>
性激素是由什么器官分泌的？

"啊——"方块的叫声响彻了整栋楼。

"又怎么了？"红桃大声回应道。

歪博士听见方块的叫喊声，又是急急忙忙地赶来。

"我的脸上长了一大颗痘痘，好疼啊。"方块指着下巴说。

红桃没好气地说："不就是长了一颗痘嘛，至于这么大惊小怪的吗？"

"哼！那还不是因为痘痘没长在你的脸上。"方块委屈地嘟着嘴，"真是可惜了我这张帅气的脸庞啊！"

歪博士刚想安慰方块，却被方块的话逗笑了。然后就听见红桃说："谁说我没有长痘痘，我的额头长了一大片呢！"红桃说着撩起了刘

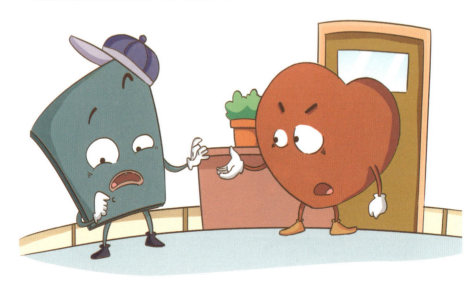

114

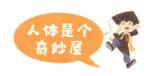

海，只见他的额头上长了很多红色痘痘，几乎快连成一片了。

方块看着红桃红红的额头，愣了好半天才说道："咱俩是不是内分泌失调了？"

"啥意思？"红桃非常疑惑。

"这是梅花告诉我的，每次她的脸上长了痘痘，她都会说是因为内分泌失调引起的，我也不知道具体是什么意思。"方块吐了下舌头。

说到这，方块和红桃一起看向歪博士，歪博士笑着说道："我知道你们想问什么。人体的内分泌系统包括内分泌细胞和内分泌腺两部分。内分泌腺是由脑垂体、甲状腺、甲状旁腺、胰腺、肾上腺、松果体等组成的。内分泌腺能够分泌激素，这些激素由腺细胞释放出来，并进入血液以及淋巴。而内分泌细胞存在于某些器官和组织中，并起到调节人体生理功能的作用。"

知识
拓展

脑垂体、甲状腺、甲状旁腺、胰腺、肾上腺、松果体是人体内的主要内分泌腺。其中甲状腺可以分泌甲状腺激素，它可以促进蛋白质、糖类以及脂肪的氧化分解。除此之外，甲状腺激素还可以促进人体骨骼和神经系统的发育。

"所以内分泌失调的意思就是内分泌腺在分泌激素时出了问题吧？"红桃问。

"没错。侏儒症就是因为激素问题引起的。"歪博士解释道。

"侏儒症？"方块皱着眉说："我想起来了，我的一个远房叔叔就是侏儒。他的个头非常矮小，和五六岁的孩子差不多高，但是却长一副成年人的面孔。"

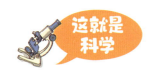

这就是科学

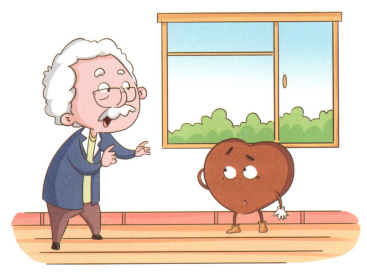

　　歪博士点了点头，继续说："垂体是人体的分泌腺之一，它能分泌生长激素，这种激素对长骨生长有促进作用。当生长激素严重不足时，就会长成侏儒。"

　　"每种分泌腺只可以分泌一种激素吗？"红桃问。

　　"当然不是，以垂体为例，它除了可以分泌生长激素，还可以分泌促甲状腺激素等。"

　　"性激素也是激素的一种吧？"方块问道。

　　"这个我知道，我们日常所说的性激素就是荷尔蒙。"红桃说完，歪博士和方块并没有反应，而是一直看着红桃，红桃被这四只眼睛盯得有点儿发毛，于是问道："怎么了，是我说错了吗？"

　　"我们是在等你为我们讲解荷尔蒙啊！"歪博士微笑着说。

　　红桃不好意思地挠了挠头，说："我只知道性激素又叫荷尔蒙，别的就不知道了。"

　　歪博士接着红桃的话说道："性激素是由男性和女性的生殖器分泌的，它们分别是睾丸和卵巢。雄性激素与雌性激素都受垂体、下丘脑的

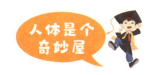

控制。另外，肾上腺也可以分泌少量的性激素。"

"是因为受到性激素的影响，所以男性和女性在生理特征上才会有差别吧？"

"是的！"歪博士说道。

"激素可真是太神奇了。"方块感慨道。

"应该说我们人类的身体也非常神奇，它不仅有神经系统、运动系统、呼吸系统、血液循环系统、消化系统、内分泌系统、生殖系统还有泌尿系统，每一个系统都环环相扣，缺一不可呢。"红桃说道。

"这就是我们人体的八大系统吧！"方块补充说，"太神奇、太神奇了！"

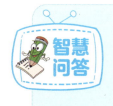
智慧问答

大多数女性比男性长寿的原因是什么？

根据统计，女性的寿命比男性长。女性体内分泌的雌性激素可以保护心脑血管，孕激素则可以延长寿命。另外，女性比男性更容易流泪，而流泪可以缓解情绪，并排出有毒物质。而男性通常容易压抑情感，压抑情绪长期积累在人体内，会影响激素的分泌，从而增加患病风险。

我爱做实验

男生和女生的差别

学习了内分泌系统与激素的调节，同学们一定学到了很多有用的知识吧，下面让我们一起来做个实验吧！

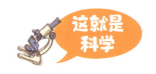
实验准备： 男同学、女同学

实验目的： 通过观察男生与女生外形的不同，来了解激素的作用。

实验过程：

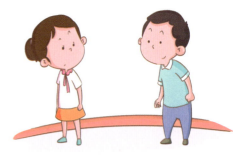

1. 一位男同学与一位女同学组成一组，互相观察对方的外形特征，有哪些相同之处和不同之处。

2. 请同学们说出影响这些外形特征的原因是什么。

实验原理：

因为激素的作用，导致男性与女性在外形特征和生理结构上有差别。

方块爱生活

当男生逐渐成熟，会出现第二性征，例如胡子。这时男性的体内会分泌大量的雄性激素，这种激素促使毛发变黑、变浓密。

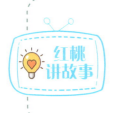
红桃讲故事

世界上第一个变性人

所谓的变性人，就是通过手术改变自己原本的生理性别的人。不过在医学上，只要是想

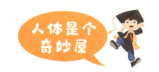

改变自己生理性别的人，不管有没有变性，都称为易性者。

世界上第一个通过手术转换性别的人，名叫莉莉·艾尔伯，出生在一百多年前。刚出生的时候，他和别的男孩并没有什么不一样。后来，他娶了一名画家做妻子，还为妻子做起了模特，在这个过程中，他慢慢喜欢上了穿裙子和丝袜做女模特的感觉，于是，他和妻子商量之后，决定实施变性手术，并在后续做手术时因为排异反应去世了。

想要变成女性，首先要去掉男性特征，例如喉结、胡子、男性生殖器等。喉结是由软骨组成的，这是一项非常精密的手术，稍有差错就会影响以后的发声，当医生割掉了那两片软骨后，男性的喉结就能像女性一样平坦了。

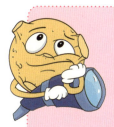

1.男性有胡子，女性则没有。

2.男性生殖器有阴囊、阴茎、睾丸、输精管，其中睾丸中产生精子和雄性激素。

3.女性的生殖器有外阴、阴道、子宫、卵巢、输卵管，其中卵巢产生卵子以及雌性激素。